Bebel Soares

SEM PARAÍSO E SEM MAÇÃ

Com nanquins da autora

PAULO | 2020

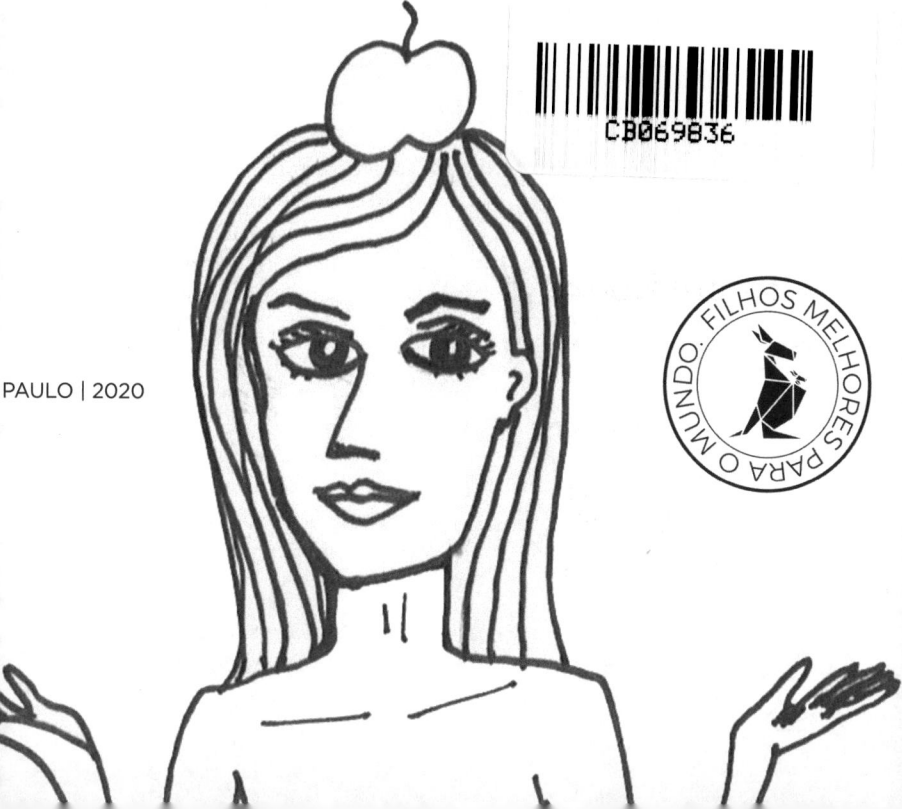

SEM PARAÍSO E SEM MAÇÃ
© 2020 by Isabela Soares

COORDENAÇÃO EDITORIAL: Eduardo Ferrari
EDIÇÃO: Ivana Moreira
TEXTO E ILUSTRAÇÕES: Bebel Soares
DESIGN E DIAGRAMAÇÃO: Estúdio EFe
REVISÃO DE TEXTO: Gabriela Kimura
FOTOGRAFIA: Bruna Tassis

Dados Internacionais de Catalogação na Publicação (CIP)
(eDOC BRASIL, Belo Horizonte/MG)

S676s Soares, Bebel.
       Sem paraíso e sem maçã / Bebel Soares. – São Paulo, SP:
       EFeditores, Literare Books International, 2020.
       14 x 21 cm

       ISBN 978-65-86939-34-7

       1. Literatura de não-ficção. 2. Maternidade. 3. Superação.
       I.Título.
                                                    CDD 649.1

Elaborado por Maurício Amormino Júnior – CRB6/2422

Esta obra é uma coedição entre EFeditores e Literare Books International. Todos os direitos reservados. Não é permitida a reprodução total ou parcial desta obra, por quaisquer meios, sem a prévia autorização do autor.

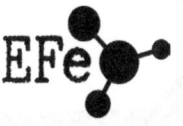

EFEDITORES
Rua Haddock Lobo, 180Cerqueira César
01414-000 | São Paulo - SP
www.eduardoferrari.com.br
contato@eduardoferrari.com.br

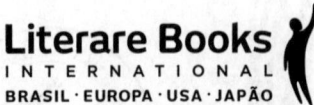

LITERARE BOOKS INTERNATIONAL
Rua Antônio Augusto Covello, 472
Vila Mariana | 01550-060 | São Paulo - SP
www.literarebooks.com.br
contato@literarebooks.com.br

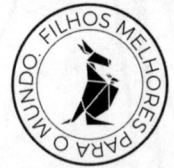

Esta obra integra o selo "Filhos Melhores para o Mundo", iniciativa conjunta de EFeditores e Literare Books International.

O texto deste livro segue as normas do Acordo Ortográfico da Língua Portuguesa.
1ª edição, 2020 | Printed in Brazil | Impresso no Brasil

Para minha mãe, Maria,
que desdobrou fibra por fibra o coração.

CAPÍTULO 1

CASOS DE FAMÍLIA

Cheguei ao mundo

Nasci no dia 25 de janeiro de 1975. A bolsa da minha mãe se rompeu de madrugada. Ela acordou meu pai e ele, no auge do sono, perguntou se ela tinha certeza de que não havia feito xixi na cama.

Fácil uma gestante, no final da gravidez, confundir xixi na cama com o rompimento da bolsa! Ele entendeu e eles foram para a maternidade.

Minha mãe conta que não chegou a ter contrações e que o médico pediu autorização do meu pai para fazer uma cesariana. O médico não pediu autorização para a minha mãe para abrir a barriga dela e me tirar lá de dentro. Pediu para o marido, afinal, quem manda aqui?

Quando papai foi me registrar fez confusão e colocou o sobrenome Nogueira da minha avó materna e não o Guimarães do meu avô materno. Deve ter sido um sinal. Nogueira era o nome da família da mãe da minha avó, o pai dela era Gaio, sobrenome italiano que não valia nada no início do século XX. Melhor colocar só o Nogueira dos filhos e morrer com esse Gaio.

Sou a mais velha de três filhos e o erro no sobrenome ficou só para mim. A única dos mais de vinte netos que ficou com o sobrenome da avó Irene e da mãe dela.

O outro sobrenome é Soares da Cunha, que veio dos meus avô, bisavô, tataravô e mais um monte de antepassados que saíram de Portugal e vieram para o Brasil, um tal Diogo Soares da Cunha, responsável pela Semaria de Madalena na época que os portugueses descobriram e invadiram o Brasil.

O meu pai é o único dos irmãos que ficou com o sobrenome composto, Soares da Cunha, os outros só Cunha, uso o Soares para ser diferentona dos dois lados da família.

Avó Irene

Vovó Irene pariu dez filhos, na fazenda, no interior de Minas Gerais. Parto natural com parteira, dentro do quarto, sem assistência médica ou pediátrica. Nove deles chegaram à vida adulta. Um morreu no parto.

A bolsa da vovó se rompeu de madrugada, só chamaram a parteira pela manhã, ela chegou tarde demais. Minha avó ficou muito fraca depois daquele parto difícil. Acharam que ela iria morrer, mas onze meses depois minha mãe nascia.

Hoje eu me pergunto, como ela estaria abalada naquele momento com a perda de um bebê daquela forma, mesmo já tendo outros quatro filhos. Fraca, fragilizada, engravidou dois meses depois do acontecido. Será que ela quis fazer sexo? Ou fez porque era sua obrigação de esposa. Nunca vou ter a resposta, mas tenho minhas suposições.

Minha mãe não sabe, mas ela foi um bebê arco-íris. Esse termo é recente, simboliza a promessa de sol depois da chuva, calmaria depois da tempestade. A chegada da felicidade depois de muita tristeza. Aquele bebê que chega depois da perda de outro.

Talvez, por isso, a escolha do nome dela, Maria. Maria sozinho, sem composição com outro nome próprio. Ela não gostava, achava que os irmãos tiveram nomes mais criativos e sofisticados, Dezirene (que era Delzir mais Irene, os nomes dos pais), Marlene, Eliene e Simone.

A fazenda onde minha mãe nasceu havia sido do avô dela, que herdou de um parente cujos filhos foram mortos em uma tocaia, aquelas brigas por causa de terras.

Sempre me impressionava com essa história, os dois únicos filhos dele, mortos pelo vizinho por causa de uma cerca. Era assim que os homens resolviam seus problemas, matando.

No caminho para a cidade havia uma floresta densa. Minha avó contava que tinha medo de passar por aquele lugar que havia sido apelidado de Mortandade. Dizia que era assombrado pelos africanos escravizados que fugiram e fizeram um quilombo ali.

Foram mortos pela polícia porque homens brancos acreditavam que homens pretos não tinham direito à liberdade. Assassinados. Era assim que os homens brancos resolviam seus problemas, matando.

A floresta não existe mais. Virou pasto. Orgulho dos donos de terra naquela época era limpar o terreno. Ou seja, derrubar todas as árvores e plantar capim. Meu avô limpou a fazenda toda. Ainda tem gente que faz isso hoje achando bonito. Era assim que homens brancos donos de terra tratavam a natureza.

Meu avô Dé era dessas pessoas que faziam roda, eu me sentava no fogão de lenha da cozinha para ficar escutando-o contando causos e rindo. Mas ele também era o cara que não tinha quase nenhum estudo e conseguiu muita coisa, apesar disso. Tinha fazenda, tinha mineração.

Minha mãe ainda era criança quando a família se mudou para a cidade. As filhas fizeram curso normal, professoras. Dos filhos, só o mais novo fez faculdade, Odontologia. Homem não precisava estudar, bastava contar com a herança do pai.

As filhas foram criadas para ser boas moças, boas esposas. Eram moças de família. Porque tem mulher para casar e tem mulher para se divertir.

Os irmãos delas levavam isso muito a sério, tanto que meu primo mais velho é filho de uma prostituta da cidade. Não o conheço. Só teve a paternidade reconhecida quando já tinha uns quarenta anos, depois de um teste de DNA.

Mais uma desses casos que entram nas estatísticas de

filhos criados só pela mãe, sem o nome do pai na certidão de nascimento. É assim que os homens fazem quando não querem ter filhos, fingem que eles não existem.

Bonito era ser macho, mulher ficava em segundo plano. E homem afeminado também. Certamente não foi fácil para o meu tio mais novo lidar com sua homossexualidade. Passou a vida no armário. Todo mundo sabia, mas preferia fingir que não. Era assim que as famílias de bem lidavam com o que consideravam anormal, com hipocrisia.

Ele era dessas pessoas amarguradas, adorava apontar o dedo para os defeitos dos outros, chamar mulher de puta. A pessoa infeliz tende a julgar mais os outros para esconder seus próprios defeitos, ou problemas.

Esse tio morreu de câncer que começou no reto e tomou conta de vários órgãos. Me lembro dele desejando que outras pessoas morressem dessa doença. Cuidado com o que você deseja para os outros. Infelizmente eu não tive maturidade nem coragem para ajudá-lo naquela época, ele só precisava ser aceito do jeito que ele era.

Minha avó morreu pouco depois dele. Hoje vejo como ela também foi incompreendida. Não teve muitas oportunidades de sorrir. Quase não saía de casa. Tenho certeza de que tinha depressão, sempre falou que estava morrendo, passou metade da vida morrendo. Viveu mais de noventa anos, morrendo. Hoje eu entendo como era difícil ser mulher, esposa e criar nove filhos naquela época. Só cobranças.

Avó Inalda

Meu pai nasceu em Salvador, meu avô era engenheiro civil e trabalhava para o governo. Família que valorizava os estudos, inclusive das mulheres. Eu achava incrível ter tias avós formadas, dentistas, musicistas. Mulheres independentes que moravam sozinhas. Solteiras!

Meus avós se mudaram de Salvador para o interior de Minas quando meu pai era criança. Esperava que meu avô tivesse atitudes menos machistas por causa da família dele, sua mãe havia ficado viúva cedo e criou os filhos trabalhando em seu ateliê onde ela fazia vestidos de noiva.

Minha avó Inalda era a perfeita dona de casa. Cozinhava, bordava, fazia tricô e crochê. Mãe de 7 filhos, mas também poderia ter sido mãe de dez, perdeu três filhos. A primeira filha morreu poucos dias depois de nascer. Meu pai veio depois dela. Outro bebê arco-íris. Ninguém soube me dizer do que a menina morreu, nasceu enorme, mais de quatro quilos.

Vovó não precisava ter passado pelas outras duas perdas, mas meu avô a obrigou a fazer abortos porque não queria mais filhos. Segredo de família.

Quando ela engravidou novamente, depois de passar por aqueles procedimentos traumáticos e sofrer calada, decidiu não contar para ele enquanto fosse possível disfarçar. Quando ele soube a gestação já estava adiantada demais. Ela teve gêmeas.

Meu avô fundou uma empresa de engenharia. Meu pai foi trabalhar com ele, assim como seus irmãos, cunhados. Empresa familiar. Foi quando nos mudamos para Belo Horizonte.

Pai

Quando eu era bem pequena ele era meu papito. Era ele quem me levava ao cinema e ao parque Municipal enquanto minha mãe ficava em casa com meu irmão mais novo que era bebê. E ainda me lembro de ir ao supermercado comprar feijoada em lata pra comer à noite porque a mamãe estava no hospital com um recém-nascido.

Então eu cresci um pouco e, comecei a ter medo de falar com ele porque falava grosso demais. Era tudo através da minha mãe. Fiquei tímida.

Mas meu pai foi o primeiro homem que eu vi chorar. E talvez tenha sido na primeira vez que vi aquelas lágrimas que eu tenha começado a entender que estava tudo errado nessa nossa cultura do "menino não chora".

Enquanto crescia ia perdendo o medo de falar com ele. Na adolescência minha mãe falava não para tudo, e ele falava sim.

A gente não concorda com um monte de coisas, porque filho nunca vem conforme o projetado. E família é assim mesmo.

É na família que a gente começa a entender e aceitar as diferenças. Principalmente quando você nasce com um raio problematizador e se torna a ovelha negra, a que pensa diferente, a que questiona tudo.

Rua Helvécia

Quase um ano depois da mudança para Belo Horizonte minha mãe ia para o hospital ganhar meu irmão. Quando ele nasceu papai nos levou à maternidade.

Eu e minha irmã ficamos acenando para ela lá de baixo, do estacionamento, ela na janela do quarto, coisa esquisita, criança não podia entrar para conhecer o irmãozinho.

Morávamos na Rua Helvécia, 143. Nosso primeiro endereço em Belo Horizonte. Endereço que me deu a primeira oportunidade de ver as desigualdades sociais. Do outro lado da rua tinha várias casinhas, e atrás delas era uma favela.

Em seguida vinha o Rio Arrudas, onde hoje é a Avenida Tereza Cristina. Lembro de enchentes que levaram barracos e moradores. Lembro de ver um colchão passando boiando no rio.

A rua não tinha saída, as crianças da favela brincavam ali, de amarelinha, bolinha de gude. Na nossa casa tinha quintal,

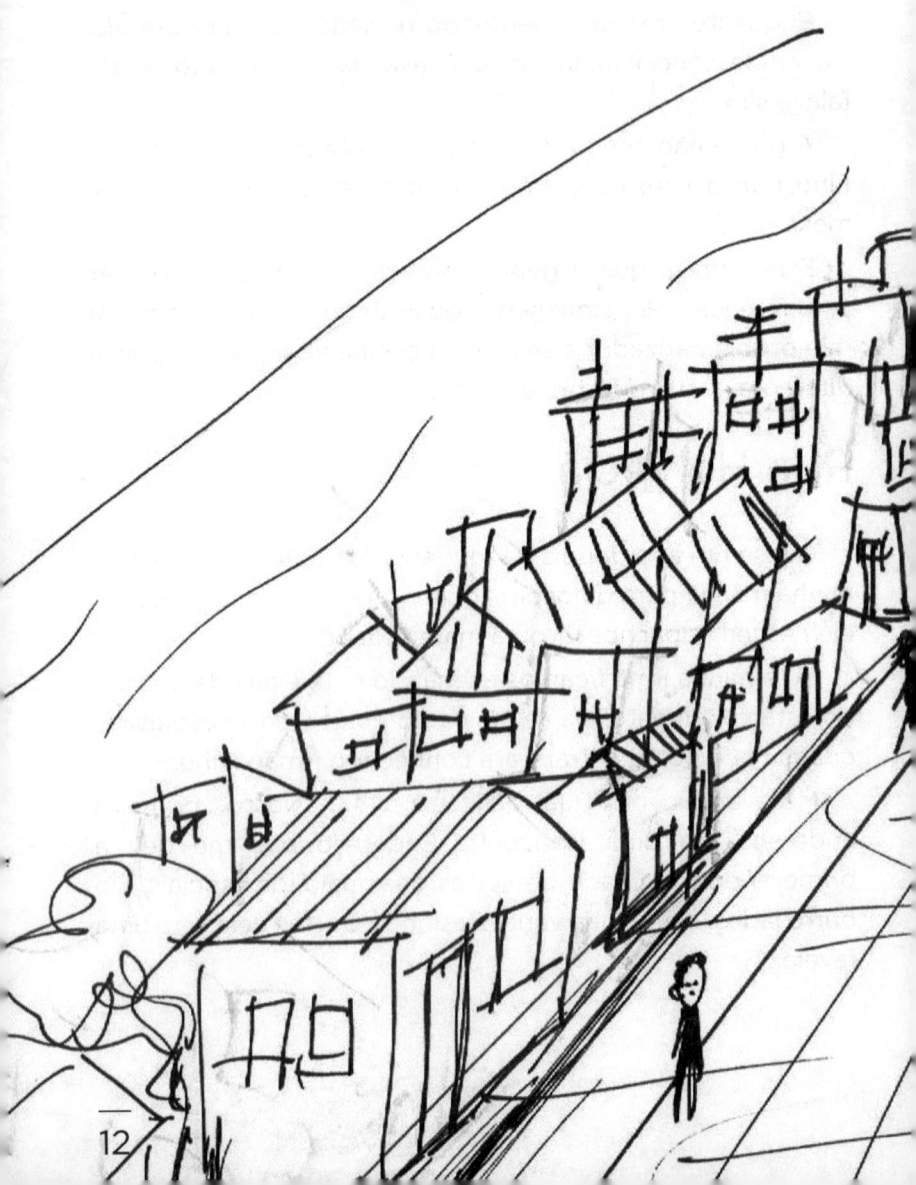

e no quintal tinha um balanço, tinha uma goiabeira, um pé de romã.

Nossa casa tinha garagem, e tinha carro na garagem. As casas do outro lado da rua só tinham paredes, sem reboco. Casinhas que se amontoavam umas nas outras. Os becos ziguezagueando entre elas.

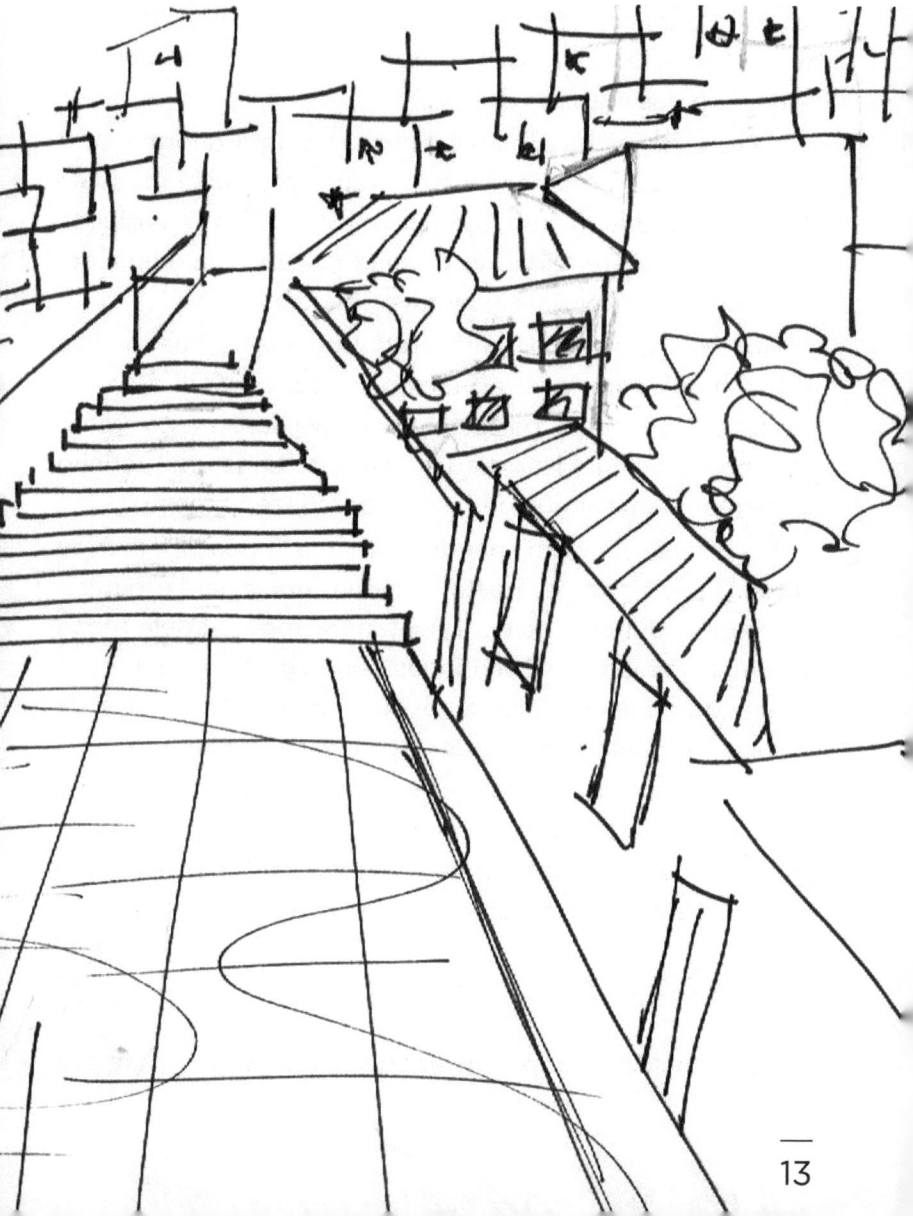

Casa de vô

Nos fins de semanas e férias íamos para a fazenda do meu avô. Nadávamos em açudes. Andávamos de bicicleta na estrada de terra. E descíamos a ladeira cimentada na frente da casa em carrinhos de rolimã que meu pai fazia. Também brincávamos de cozinhar num minifogão de lenha de tijolinhos. Subíamos em árvores. Meninos e meninas brincando das mesmas coisas.

Na casa da minha avó Irene tinha um quintal enorme, com muitas árvores, horta, galinheiro. Nunca teve uma máquina de lavar roupas lá. Era tudo lavado na mão. As roupas brancas eram estendidas no gramado, ficavam lá quarando. Ferro de passar roupa esquentava com carvão.

Nos fins de semana, família toda reunida, a Bina matava dois frangos para fazer ao molho pardo. Aprendi a comer pescoço, que era a parte que sobrava, era muita gente para pouco frango. Na geladeira sempre tinha um pratinho esmaltado com sangue de galinha para fazer o molho.

A cozinha era bem grande, com um fogão a lenha de azulejos azuis onde eu gostava de me sentar para escutar a proza dos adultos à noite, "quentando" fogo. Aquele fogão a lenha com biscoitos quentinhos saindo do forno. E a gente brincando de show de calouros no alpendre. Ou de liga da Justiça... Pega-pega, esconde-esconde, batatinha frita...

Não tinha muitas heroínas femininas na Liga da Justiça, Mulher-Maravilha, Batgirl, a gêmea dos Supergêmeos. Heróis eram muitos, os meninos podiam escolher. Eu acabava sendo a Mulher-Gato, melhor ser vilã do que não ser ninguém.

Apartamento de vó

Vovó Inalda morava em apartamento. Vovô comprava

tudo que tinha de mais tecnológico. Aparelho de som, televisão, filmadora, lava-louças, lavadora de roupas, secadora de roupas, e todos os utensílios de cozinha que você possa imaginar. E os que você nem imagina também.

Lá a ceia de Natal era com acarajé, vatapá, caruru, xinxim de galinha. Sempre tinha coalhada e sorvete na geladeira, que ela mesma fazia. A melhor torrada da vida era aquela com o pão que a vovó fazia.

Vovó fazia yoga, gostava de viajar e assistir programas de culinária para testar novas receitas.

1982

O único ano que estudei em escola pública foi maravilhoso. Ditadura militar. Todos os dias cantávamos o hino nacional, saudação à bandeira do Brasil. Naquela época ninguém escolhia presidente.

Escola pública com alunos que moravam na favela ali perto, outros classe média. Muitos amigos pretos e pobres. Uma professora maravilhosa, Maria Lúcia, que lia todos os dias um capítulo de um livro. Lembro demais de "A Revolta das Bruxinhas". Brígida era uma bonequinha preta de pano, uma bruxinha. Não era linda e desejada como as outras bonecas loiras e de olhos azuis... Ah, eu amo a Brígida! Maria Lúcia me ensinou a gostar de ler.

Íamos para escola de carona com o Antônio, dono da venda da esquina, pai da Cecília. No carro a gente ouvia Blitz todos os dias.

No recreio brincávamos de pega-pega naquele espaço enorme, meninos e meninas correndo incansáveis.

No fim daquele ano, minha professora falou com minha mãe que, se ela pudesse, deveria me colocar em uma escola particular porque o ensino público estava piorando muito, não sei de detalhes. Minha mãe seguiu o conselho e me colocou no Loyola. Foi quando comecei a ver o "nós" e o "eles". A ter medo de pivetes, que eram aqueles mesmos meninos que brincavam comigo na escola anterior. Muito cedo eu aprendi o que é desigualdade, difícil era entender por que as pessoas concordavam com ela.

Fazenda

Assoalho de madeira, ladrilho hidráulico, portas rangendo. As frestas no piso que deixavam ver o porão logo abaixo. Os açudes onde nadávamos, pescávamos, e nos esbaldávamos em boias enormes feitas com câmaras de ar de trator. Pesquei muita tilápia, aprendi a limpar os peixes depois de pescar. Usava minhoca de isca, a gente mesmo colocava a minhoca no anzol.

Na bica d´água limpava os peixes. Mas também brincava que a bica era foguete, moto e o que a imaginação permitisse. A água saía de uma manilha e caia numa bacia de cimento. O bambuzal dava um pouco de medo. Medo de ter cobra escondida. Ou algum Saci.

Mas a gente sempre passava por lá, porque era emocionante passar lá, ouvir o barulho do vento batendo nos bambus, e um bambu batendo no outro. Para depois atravessar a pinguela e chegar na ilha que ficava no canto da lagoa.

Tinha uma árvore que era nosso prédio. Cada galho era um apartamento imaginário, cada um tinha o seu. Passávamos horas lá em cima. E não tinha luz elétrica. Teve na época do meu bisavô, mas quando eu era criança já não tinha mais. A luz antes era produzida lá mesmo, e o que era gerado dava para ou acender as lâmpadas da casa, ou ligar o rádio para ouvir as notícias.

Mas quando eu era criança já não tinha mais, a usina tinha estragado. Tinha restado a manivela no quarto de casal, dizem que tinha que girar para acender as luzes. Ficamos com a luz de velas nos quartos e nas salas, entre a cozinha e a copa ficava um lampião. Eu gostava muito daquelas luzes bruxuleantes, do pé-direito alto, o forro de ripas de maneiras pintadas de azul. De vez em quando passava um morcego ou dois para dar um susto na gente.

O céu tem mais estrelas quando a energia elétrica passa longe. E tem mais vaga-lumes também. Em dias ensolarados o azul era muito limpo, sem sinal de poluição. Olhei para uma nuvem que passou na frente do sol, os raios saiam de trás dela e eu pensei que aquilo devia ser uma abertura no céu. Uma presença divina na imaginação de uma criança.

Às vezes a gente acordava antes do sol nascer só para ir até o curral para beber leite tirado na hora. Da teta da vaca direto para o copo. Quentinho. O curral ficava colado na outra casa, a que meu avô construiu. Onde ele e minha avó moraram quando se casaram, onde minha mãe nasceu. A gente ficava na casa mais antiga, que havia sido construída pelo meu bisavô João Batista.

A gente sempre acompanhava a movimentação do gado. Adorava ver os bezerrinhos. De vez em quando tinha briga entre dois bois. E tinha vaca brava, daquelas que corriam atrás da gente. Uma vez pulei um muro segurando uma caixa de sapatos com uma codorna dentro para escapar de uma dessas. Eu e a codorna passamos bem, apesar do coração ter saído pela boca! A gente vira atleta olímpico numa hora dessas.

Mas não é só vaca de bezerro novo que é brava não, galinha de pintinho também pode ser um perigo. Meu irmão devia ter uns quatro anos, quando a galinha ficou furiosa quando ele tentou pegar um pintinho, ele foi correndo falar com a minha mãe: mãe, a galinha me xingou!

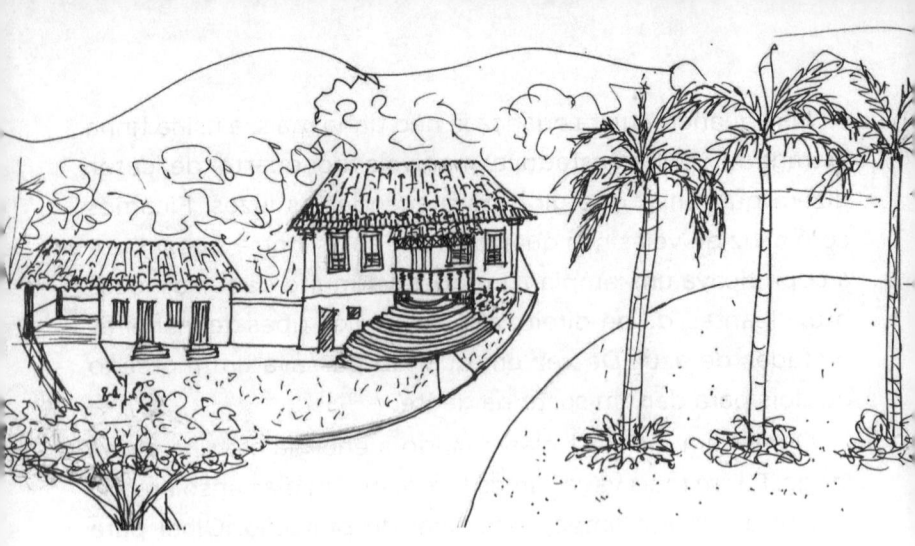

Mesmo correndo risco de tomar uma bicada, era bom ir até o galinheiro pegar ovos mesmo aqueles que estavam embaixo de alguma galinha.

E chupar as frutas direto do pé? Laranja, manga, pitanga, amora, jabuticaba... Descobrir um ninho de passarinho quando ia colher uma fruta, ficar vigiando para ver quando os filhotes saíssem dos ovos.

Meu pai fazia carrinhos de rolimã para descermos na rampa de acesso à casa. Coisa boa descer a ladeira cimentada fazendo aquela curva. Às vezes capotando e ralando tudo.

Sair de bicicleta pela estrada de terra, sentindo o cheiro do capim, o vento batendo no rosto. Ainda tenho a mesma sensação de liberdade quando pego uma bicicleta. A gente ia longe e nunca tinha adulto acompanhando, só a molecada.

De noite ia todo mundo para a cozinha. Na coberta, uma varandinha na porta da cozinha, tio Jairo tocava sanfona, alguém tocava violão. Sertanejo raiz.

Na cozinha, com o fogão de lenha aceso, um dedo de prosa, um copinho de cachaça... A gente só escutando os causos que os adultos contavam.

Criança não tinha muita voz, mas eu não era muito de falar mesmo, gostava de ouvir, quietinha mexendo na lenha que queimava no fogão.

Bichos

Certa vez meu pai resgatou um filhote de coruja da chuva, todo molhado. Levou para casa e eu cuidei dela. Estava cheia de berne, nos ouvidos, no bico. Tirei tudo com pinça. Dava carne para ela comer. Minha avó não gostava que tivesse coruja em casa, falava que era mau agouro. Cuidei dela até que se recuperou, meu pai a levou de volta para a fazenda, entregou para o meu tio que ficou de soltá-la, quando voltei lá a encontrei presa numa gaiola, faminta e louca.

Não consegui tirá-la de lá, não tinha luvas para proteger minhas mãos e ela estava agressiva de tanta fome. Tive medo de que arrancasse um pedaço do meu braço pra comer. Chorei muito, estavam dando minhoca para ela comer, corujas não comem minhoca. Eu tinha medo dos adultos, não falei nada. Tentei libertá-la sem que ninguém visse, não consegui. Ela morreu naquela gaiola. Morreu de fome. Gente é assim, prende o bicho e maltrata, deixa na gaiola até morrer de tristeza ou de fome, o que vier primeiro.

As pessoas tinham mania de tirar filhote de passarinho de ninho e prender em gaiolas. Pássaros Pretos, Canários, Sabiás. Gostavam de ouvir o canto triste de quem tem asas para voar, mas não tem liberdade. Prazer sádico da humanidade.

A gente teve codornas, elas ficavam soltas no jardim. Aquela gaiola para seis codornas com uma inclinação para o ovo escorregar para gente colher ficou largada. Não tinha sentido criar os bichinhos presos. Elas botavam entre as plantas e a gente ia procurar os ninhos para cozinhar os ovos, elas não chocavam.

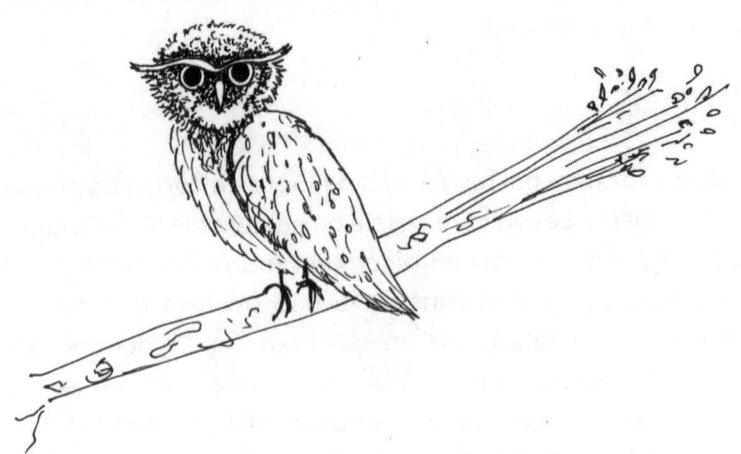

Também tivemos porquinhos-da-índia: três filhos, cada um ganhou o seu. Um macho e duas fêmeas e, de repente, três se tornaram vinte e três. O controle de natalidade adverte: porquinho-da-índia e coelho, melhor não ter casal. E além deles tinha tartaruga, coelho e o meu aquário. Passava horas observando os peixes, vigiando os filhotinhos que tinham nascido. Era quase uma prática meditativa.

E quando a lembrancinha de um aniversário era um pintinho? Ia para nossa, casa, os nossos e os dos vizinhos. Quando eles cresciam levávamos para a fazenda. Foi assim com aqueles três frangos brancos com cara de iê-iê-iê, "Os Priuts", que foram morar com as galinhas caipiras e acabaram sendo devorados por algum bicho do mato.

Uma vez um morcego caiu lá em casa, debaixo de uma chuva muito forte, eu o vi pela porta de vidro e fui lá resgatar. Enrolei o bichinho numa toalha, sequei e soltei quando a chuva passou.

Eu gostava tanto de bicho que queria ser veterinária. Achava mais fácil lidar com bicho do que com gente. Gente faz muitas coisas ruins.

O resgate da nave-mãe

Adultos eram muito complicados, especialmente os homens. Às vezes davam umas patadas na gente e a gente nem sabia o motivo. E eles não explicavam também não. Tinha que adivinhar. Dava vontade de me mudar para a Ilha Paraíso da Mulher-Maravilha, achava que lá dariam valor ao que eu penso, não tinha homem para reprimir. Ninguém escutava o que as meninas tinham a dizer, era chato ser ignorada.

Um dia assisti "Contatos Imediatos do Terceiro Grau", eu tinha dez anos e passei a sonhar com discos voadores, queria muito fazer contato com extraterrestres. Acreditava que eles seriam melhores, mais evoluídos.

Um dia, saindo da fazenda à noite, pela estrada de terra, eu e todas as crianças na carroceria da caminhonete, tudo escuro, só pasto e mato ao redor vimos luzes. Uma luz grande parada no ar.

Meu tio para o carro e desce da cabine com o 38 em punho. Sim, os homens da família andavam armados, meu pai não, mas meus tios e avô tinham armas. Umas dez crianças na carroceria da caminhonete e um homem adulto, pai de três com arma em punho preparado para atirar em extraterrestres. Minha tia em desespero, gritando, querendo fugir logo dali.

Meu disco voador! Era ele!

Da luz grande saíram duas luzinhas menores que foram em nossa direção. São eles! Duas naves vindo ao nosso encontro! De pé na caçamba eu e minha irmã piscávamos nossas lanternas sinalizando para eles. Tentávamos falar qualquer coisa em Código Morse, um contato imediato! Eu estava eufórica esperando as naves chegarem.

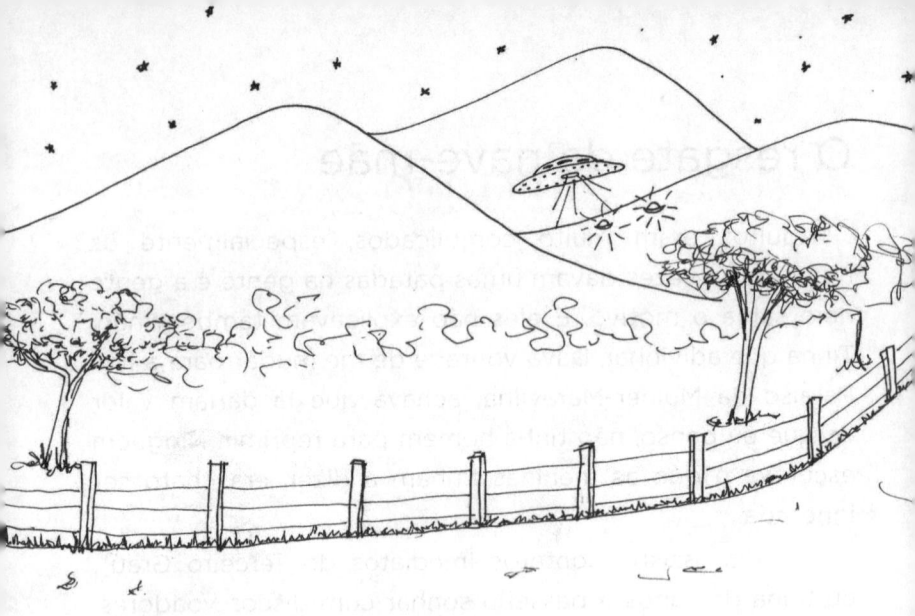

As luzes desapareceram.

Instantes depois dois carros se aproximaram e matamos a charada. A luz grande era uma luz da casa que havia ficado acessa. As luzes menores eram os faróis dos dois carros percorrendo a estrada por onde já havíamos passado. O carro dos meus pais e de outro tio que saíram pouco depois de nós. Nenhum tiro foi disparado, mas lá se foi meu sonho de ser resgatada.

CAPÍTULO 2

INFÂNCIAS

Amanda

Amanda tinha uma infância feliz, passava as férias na colônia do clube do qual era sócia, a mãe achava mais prático deixá-la lá o dia todo, dava menos trabalho. Ela gostava, tinha muitos amigos que faziam o mesmo, se divertia.

Tinha onze anos e aquele era seu último dia na colônia de férias. Corria pelos corredores brincando com duas amigas. Se separou delas e encontrou o professor de educação física que pediu o abraço. No abraço ele a carregou.

Ela acreditou num carinho paternal, achou que ele fosse girar com ela pendurada em seu pescoço. Ele a levou para o banheiro. Trancou a porta.

A inocência de uma criança roubada. Toda a maldade do mundo revelada.

O medo era tanto que a paralisou. Não teve forças para pedir socorro. Não conseguiu correr nem gritar. Não reagiu.

Durante quatro horas ela foi violentada.

"Você nunca vai esquecer de mim!"

Tampava sua boca para que os gritos não saíssem.

Doía. E quando ela dizia que estava doendo ele fazia com mais força e machucava com mais vontade. Ele usou objetos como o suporte do papel higiênico. Castração química não teria evitado o estupro.

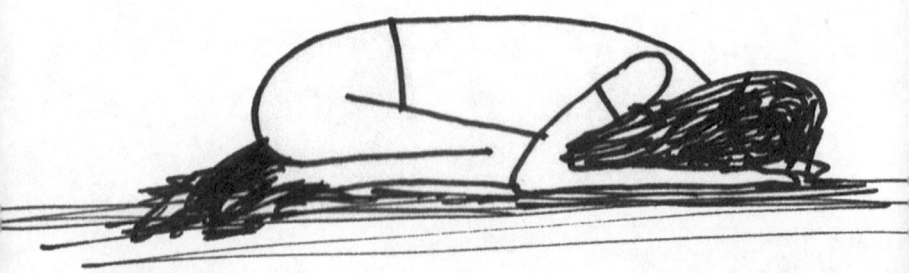

Teve laceração da vagina, ânus, canal vaginal e colo do útero.

Durante todo o tempo que esteve com ele ouviu ameaças.

"Se contar para alguém, vou fazer coisas muito piores com você!"

Impossível pensar em algo pior que aquilo, então ela deduziu que ele a mataria.

Onze anos com medo de morrer se revelasse aquele segredo horrível.

Foi para casa tentando esconder a dor e as feridas. Sangrou sozinha. Só chorou no seu primeiro banho. Secou as lágrimas. Decidiu que nunca ia contar nada para ninguém. Decidiu apagar aquele dia da sua vida. Não sabia que era impossível.

Ficou doente, teve febre, não conseguiu sair da cama por vários dias.

Mudou o comportamento. Ficou rebelde. Era expulsa de sala diariamente. Ficou agressiva, impaciente, intolerante. Mas seus pais nunca souberam o real motivo, mas fácil colocar culpa nos hormônios da adolescência. Nem sempre crianças se expressam com palavras. Nem sempre os adultos querem ver os sinais.

Teve anorexia. Teve bulimia. Teve depressão.

Tentou tirar sua própria vida para ver se a dor passava.

Não teve culpa. Mas se sentiu culpada.

E se...

Passou anos sem nenhum tratamento. Nenhum cuidado. Nenhum apoio.

Tocou sua vida, começou a namorar, foi ele a primeira pessoa para quem ela conseguiu contar o que havia acontecido anos antes. Se casaram, tiveram filhos. Ela ainda faz tratamento para depressão.

As sequelas físicas e psicológicas dificultam a aceitação do próprio corpo.

Contou sua história para nós, parte do processo de cura. Abrir nossos olhos para o abuso sexual infantil. Teve coragem e deu esse passo, não foi fácil.

Ela confiou em mim antes de me conhecer pessoalmente. Me contou sua história. Graças a ela muitas outras mães se abriram e contaram sobre abusos que também sofreram na infância.

Por causa dela outras mães também contaram suas histórias enterradas, guardadas naquele cantinho da mente. Por causa delas nós fizemos dois workshops de prevenção e combate ao abuso sexual infantil e campanhas para orientar os pais e evitar que seus filhos passassem pela mesma situação.

Mesmo tendo passado por isso, ela é uma das pessoas mais doces que eu já conheci. É isso que não me deixa perder a esperança na humanidade.

O crime prescreveu.

Naquele dia ele se limpou e saiu daquele banheiro como se nada tivesse acontecido. Ela nunca mais o viu.

Por muitos anos conviveu com o medo de alguém descobrir. Medo dele aparecer para cumprir a promessa de fazer pior. Medo do que viveu e medo de ser responsabilizada ou desacreditada.

Medo paralisa. É preciso coragem e apoio para vencê-lo.

Aprendeu que a melhor forma de proteger os filhos é o diálogo. Sabe que criança com medo não conta.

Belinda

Belinda sempre apanhava, seu pai lhe dava surras frequentes, agredia os próprios filhos enquanto sua mãe estava no trabalho. Quando a mãe chegava em casa as crianças estavam machucadas, marcadas. Era tanta tortura que até vara de marmelo curtida no óleo ele tinha em casa.

Se irritava com tudo, eram crianças, falavam alto, brincavam, cantavam. Não podia.

Uma vez ela apanhou porque estava vendo TV. Apanhou de cinto. Apanhou tanto que se sujou de urina e fezes, não conseguiu controlar. Ficou jogada no chão até que sua mãe chegasse do trabalho para acudi-la.

Se tornaram crianças agitadas e agressivas na escola. Chegavam com marcas das surras e mentiam conforme a mãe tinha ensinado. "Foi um tombo".

Entrou na adolescência e o pai passou a chamá-la de vagabunda. De puta. De "um nada".

Aos quinze anos tentou se matar.

Um dia a mãe conseguiu autorização do juiz para sair de casa. Ela foi com a mãe.

Aquele homem que era um monstro dentro de casa, mas que na rua era sociável, gentil, divertido, bom pai. Ele disse para a cidade inteira que a culpa da separação era dela, a filha problemática que envenenou o relacionamento do casal.

Mudou de escola. Desenvolveu transtorno de ansiedade e síndrome do pânico. Fez terapia por muito tempo.

Se casou. Teve filho. Tenta dar a ele aquilo que não teve. É preciso romper o ciclo da violência.

O pai também havia sofrido violência quando criança. Seu avô era ainda mais violento. Chegava a apontar arma para a cabeça dos filhos.

Ela conseguiu perdoá-lo e ele conseguiu ser um ótimo avô. O perdão faz muito bem para quem perdoa.

Márcia

Eu tinha casa e amor. Belinda tinha casa e violência. Já a Márcia teve um pai ausente, morou na rua, mas sempre recebeu o amor que toda criança merece receber.

Aos nove anos de idade, com dois irmãos, e pais separados. A mãe, preta, analfabeta, não tinha outra opção a não ser trabalhar como empregada doméstica para sustentar os três filhos. Márcia teve uma infância muito diferente da minha.

O pai se separou da mãe e dos filhos, como muitos pais fazem quando o casamento termina. Abandonou o passado. Formou outra família e fingiu que a antiga nunca existiu. Nunca pagou pensão.

Márcia morava com a avó, a mãe e os irmãos num clube desativado. A avó vivia lá há mais de vinte anos. Mas naquele ano, 1987, eles foram despejados. Assustada, observou os pertences da família serem jogados em caminhões enquanto abraçava sua gatinha preta.

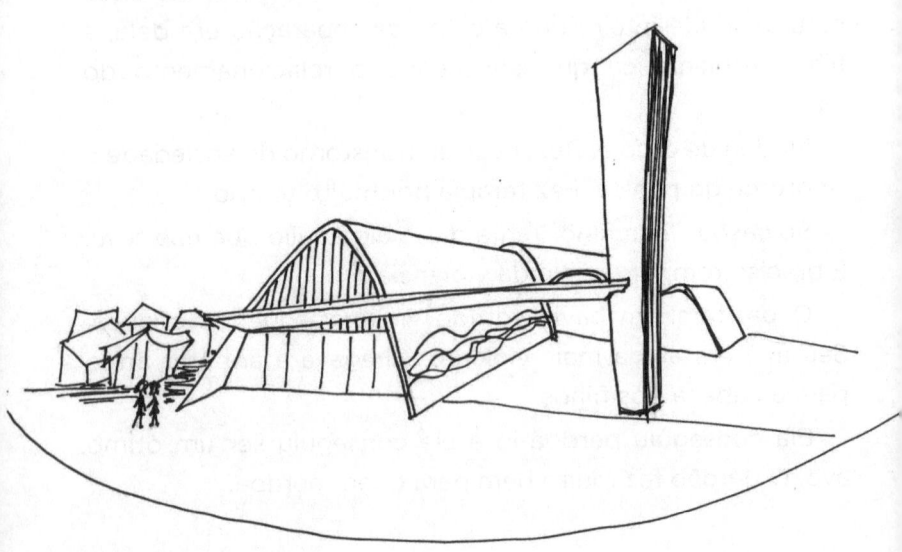

Sem uma alternativa, foram morar de favor na casa de tios. Por ali havia muitos barracos de madeira. Anos difíceis de perdas e aprendizado.

Tinham muito pouco, ainda assim foram roubados. Ouvia que filho sem pai e sem a mãe por perto não dava nada que preste. Se perguntava o que tinha feito de tão ruim para passar por tudo aquilo.

As famílias da região viviam nas mesmas condições precárias. Sem acesso à moradia decidiram fazer um "Movimento Sem Casa", invadiram um terreno, ficaram morando em barracas de lona até serem removidos pela polícia.

Houve uma nova invasão, dessa vez passaram um mês morando em outro terreno invadido. Vivendo em barracas debaixo do sol e da chuva. Passando no frio e calor. Até que, novamente, foram removidos pela polícia.

Não tinham para onde ir, o salário da mãe não era suficiente para pagar aluguel e comida. Foram morar sob as marquises da Igreja São Francisco de Assis.

Márcia e sua irmã gostavam de lá, ficava perto da escola e elas podiam acompanhar os casamentos aguardando a lembrancinha no final da cerimônia: um bombom. Ganhavam ingressos para ir ao parque, que alegria.

Mas o acampamento não estava agradando, prejudicava a imagem da igrejinha que é patrimônio Histórico. Foram morar em uma praça no bairro Braúnas. Depois a prefeitura conseguiu uma área que destinou para a criação da comunidade São Francisco de Assis.

Naquela área levantaram barracas, fizeram banheiros comunitários. Não tinham geladeira, os alimentos estragavam rápido. A água do banho esquentava no fogão de lenha improvisado com tijolos no chão. À luz de velas ela estudava à noite.

Tinha pânico de chuvas e de vento, tinha medo de perder o pouco que tinham. Os lotes do assentamento foram divididos, demarcados e sorteados. A família pode ocupar seu terreno e começar a construir.

Já tinha dezoito anos quando pode tomar banho de chuveiro elétrico depois que as companhias de energia e água fizeram as ligações na sua casa de tijolos construída com materiais doados.

Márcia não acha certo invadir terrenos, mas se coloca no lugar da mãe e entende que ela não via outra saída. Três filhos em idade escolar para criar, mal remunerada, sem pensão alimentícia, despejada. Como toda a dificuldade, ela nunca repetiu um ano no colégio. Hoje ela é contadora e digitadora, casada e mãe de um menino. A mãe dela ainda mora no mesmo lugar.

Lúcia

Lúcia nasceu em 1991. Morava com sua mãe e irmãos num barracão de dois cômodos sem luz elétrica. À noite usavam velas para iluminar o ambiente. Todos dormiam quando uma vela caiu em seu berço provocando um incêndio.

A menina foi salva, levada para o hospital. Teve rosto, tronco, pernas e pés queimados pelas chamas. Cicatrizes que levou para toda a vida. Estudou, mas não completou o ensino fundamental.

Preta, pobre, mãe alcoólatra, abandonada pelo pai. Os colegas a rejeitavam por causa da cor da sua pele e das cicatrizes. Deixou a escola para trabalhar e ajudar em casa, cuidar dos irmãos mais novos.

Conseguiu emprego. Se casou. Alugou uma casinha. Teve uma filha e estava grávida da segunda quando o marido perdeu o emprego, ela já havia sido mandada embora antes da gravidez.

Mulher com filha pequena passa por isso sempre.

Não conseguiam mais pagar o aluguel. Foram morar na rua. Fez o pré-natal pelo SUS, descobriu que teria outra menina. Então surgiram feridas em seu corpo. Conseguiu atendimento médico, receita do antibiótico e precisou contar com a ajuda de estranhos para comprar o medicamento.

No lugar de um berço para sua filha, uma barraca na calçada. Quando a menina nascer não vai ter casa, não vai ter enxoval. Talvez não tenha comida todos os dias. Talvez consiga uma escola pública e se alimente lá. Talvez estude. Talvez se forme. Mérito.

Talvez não suporte todas as dificuldades da vida. Talvez seja abusada na rua. Talvez fique dependente de drogas. Talvez cometa um delito. Talvez seja presa. Dirão que não se esforçou.

Noah

Noah nasceu menina, mas desde pequeno se sentia diferente das outras crianças. Não se identificava como menina.

Odiava usar saia para ir para a escola. Queria ficar na fila dos meninos. Se identificava com eles. Em casa, tinha que brincar de boneca.

Na formatura da pré-escola teve que usar vestido e sandálias brancas, muito choro e xixi nas calças tamanho o sofrimento e desgosto por se vestir daquela maneira.

Era um homem aprisionado em um corpo feminino. Não se entendia. Não sabia o que era aquilo. Era forçado a usar roupas de menina.

Teve as orelhas furadas sem seu consentimento. Ganhou os brincos da mãe falecida, não conseguiu entender o valor sentimental deles, tamanha era sua angústia. Jogou-os fora.

Gostava de brincar de luta, brincar de carrinho e de jogar bola. Fez amigas e disse: sou homem. Desceram sua calça à força para conferir, desmaiou.

Apenas uma das meninas o via como ele era, homem. O beijou. A puberdade chegou e os caracteres sexuais apareceram. Precisava esconder. Precisava se isolar.

O pai não permitiu que fizesse acompanhamento psicológico, não tinha filha doida. Atribuía tudo aquilo a tê-lo deixado na casa da avó após a morte da mãe. Se culpava por isso. Era agressivo. Exigia que ele mudasse. Que fosse mulher. Não era.

Enfaixava os seios para escondê-los. Ocultava seu nome e inventava histórias para justificar o erro no registro civil.

A família também sofria. Não sabiam lidar com aquela situação. Não aceitavam. Tentou se matar para acabar com o sofrimento. Se arrependeu.

Era homem, mas seu corpo insistia em contrariá-lo. Seus seios cresciam. Testava todas as formas de escondê-los. Descobrir qual era mais resistente ao calor, ao suor. Esparadrapo, fita crepe, fita isolante, feriam sua pele, mas doía menos que ter os seios perceptíveis.

Então veio outro pesadelo, a menstruação. Tentava acompanhar os meninos, mas eles tinham voz grossa, pelos, músculos. Admirava os corpos femininos e odiava o seu próprio corpo.

Sentia-se exposto e desamparado o tempo todo. Sem lugar na educação física quando separavam os meninos e as meninas e o obrigavam a ficar entre as meninas. Sem lugar no banheiro, pois era homem, mas tinha corpo de mulher. Sem lugar na chamada na sala de aula, porque tinha um nome feminino.

Na rua encontrou amigos que o aceitavam, podia ser ele mesmo. Todas à margem da sociedade. Prostitutas, viciados em drogas.

O pai de um desses amigos tinha o hábito de esperar a esposa sair para levar as amigas do filho para casa. Era um pedófilo abusador. Ganhou a confiança de Noah dizendo que o entendia, que já tinha namorado alguém como ele. Levou-o para casa e o estuprou.

Vergonha. Culpa. Não conseguiu denunciar. Entendeu que quando alguém tinha o gênero diferente do patrão era visto como promíscuo. Precisou aprender a se defender.

Já adulto pode fazer os procedimentos para mudança de sexo. Mudou o nome nos documentos. Se casou com uma mulher. Faz acompanhamento médico e psicológico.

Nem tudo é uma questão de escolha.

CAPÍTULO 3

DESAFIOS

Adolescência

Eu tinha onze anos, era muito magrinha, corpo bem infantil, louca para ter seios, para ter corpo de mulher. Me interessava pelos meninos.

Um dia um colega com quem eu conversava o tempo todo me pediu em namoro. Tentada a aceitar, perguntei para minha mãe como é que namorava e ela disse: quando chegar a hora você vai saber. Não consegui dizer que a hora tinha chegado. A chance de diálogo tinha sido enterrada naquela resposta. Travei.

Aceitei o pedido sem ela saber, mas esconder me deixava tão apavorada que eu não consegui manter a situação e terminei o namoro sem nem começar.

Fiz amizade com uma vizinha que era um ano mais velha que eu. Se fez de amiga por puro interesse. É triste a capacidade de uma mulher de jogar a outra para baixo para se sentir melhor. Muito mais insegura que eu, mas fingia bem. Destrutiva e dissimulada. Levei anos para enxergar como me fez mal.

As meninas da minha idade começaram a usar sutiã, e eu nada. As meninas menstruando, eu nada. Comecei a usar óculos, aparelho fixo e era aquele varapau. Pesava menos de quarenta quilos.

Na educação física eu era sempre a última a ser escolhida. Era horrível em qualquer esporte. Até tentei melhorar fazendo escolinha de vôlei, mas meu braço era tão fino que quando pegava a bola de manchete quase desmaiava.

E por falar em desmaio, na única vez que tentei jogar futebol, desmaiei logo no início do jogo quando fui atingida por uma bola na barriga.

Bullying porque era magra demais.

Bullying porque era alta demais.

Bullying porque tinha pernas finas demais.
Bullying porque tinha cabelo liso demais.
Bullying porque usava aparelho nos dentes.

A timidez virou meu escudo. Se eu fosse invisível ninguém me aborreceria.

Não conversava nem com meus colegas de classe, salvo raras exceções. Era a mais tímida do colégio. Aquela que não abre a boca.

Minhas notas foram despencando junto com a minha autoestima.

Fui reprovada na sétima série.

Não me encaixava.

Não pertencia a nenhuma turma.

Virei a rebelde sem causa.

No final da oitava série eu corria o risco de tomar minha segunda bomba, coordenador chamou minha mãe, sugeriu me colocar em um colégio desses "pagou, passou". Fiquei com tanta raiva que, só porque aquele coordenador duvidou de mim, eu fui lá e fiz. Estava sem média em seis matérias, consegui melhorar as notas, passar em três, pegar três recuperações e ser aprovada.

Eu não era burra, eu apenas não me importava.

Não era falta de Deus. Eu era do grupo de jovens da igreja e ia à missa todo domingo. Eu apenas não gostava de mim. Tinha desaprendido a me dar o valor que eu sempre tive.

Depressão não diagnosticada

Na adolescência a gente vai perdendo aquela inocência. Vai descobrindo que nossos heróis nem sempre são heróis de verdade, às vezes eles são vilões disfarçados.

Em 1991 as coisas não iam bem.

Fiz dezesseis anos, a empresa da família estava mal.

Tiraram meu avô da diretoria.

Uma tia se separou do marido depois de tanta violência doméstica. Apanhava do marido, mas isso não era problema, vergonha era ser divorciada. Ainda acho que as pessoas se escandalizaram mais com o divórcio do que com o que o marido fazia. Ele era homem, era natural agir daquele jeito.

Em fevereiro ele sofreu um infarto, foi parar no hospital, deveria ficar de repouso, mas precisou provar que dava conta, desceu da cama, fez flexões de braço, se deitou novamente e morreu. Ainda não sei se foi do coração ou do orgulho ferido.

Logo depois outro tio morreu. Também de maneira repentina, uma pancreatite. As três filhas adolescentes. Tão próximas. A esposa com ele no hospital e a amante indo lá se despedir.

Aí minha tia Célia descobriu um câncer de mama, ela tinha 44 anos. Fez tratamento e ficou bem, precisou fazer mastectomia, radio e quimioterapia, se curou.

Plano Collor. Poupanças confiscadas. Quem viveu naquela época se lembra. Eu tinha muita raiva daquele caçador de marajás e mais raiva ainda de todo mundo que acreditava nele. E todo mundo acreditava! Mania de brasileiro de acreditar em salvador da pátria.

Não bastasse tudo aquilo, ainda tive que lidar com roubo, desonestidade, desfalque. Situações familiares que levaram à falência da empresa onde todos trabalhavam.

Enquanto meu pai se virou vendendo sucata para comprar comida, o cunhado dele comprava um haras, montava sua própria empresa e terminava de construir sua casa chique. Aquele mesmo que marcava reuniões para fechar negócios na New Sagitarius, entre uísque e prostitutas. Casado. Aquele mesmo que teve uma filha fora do casamento e sempre escondeu.

Não perdemos nosso apartamento porque morávamos nele, e era o único imóvel dos meus pais.

Decepção. Revolta. O dinheiro estava em primeiro lugar para muitas pessoas. Ainda não entendo bem como as coisas chegaram naquele ponto. É tudo meio nebuloso para mim, não sei se por já ter passado muito tempo, ou se foi por terem omitido fatos. Verdades pela metade.

Só consegui perdoar décadas depois, fiz constelação familiar para tentar entender aquele período. Perdoar é diferente de esquecer. Hoje entendo que aquelas dificuldades me ensinaram muita coisa.

Na época foi muito difícil. Eu não assistia quase nenhuma aula, quando estava em sala ficava submersa em revistas sobre música. Não estava nem aí. Para que me esforçar se as pessoas iam continuar me decepcionando?

Minha turma de amigos no colégio não era grande. Muito menos popular. Dia das bruxas, combinei de irmos vestidos de preto. Não tínhamos uniforme no segundo grau. Quando cheguei ao colégio eles estavam de branco. Foi o ponto final.

Já seria reprovada em todas as matérias. Já passava as tardes dormindo, porque gostava dos sonhos. Eram muito melhores que a vida real.

Fui embora e nunca mais voltei.

Estava com depressão. Queria morrer. Imaginava formas de tirar minha própria vida.

Acho que a família toda estava tão desnorteada naquela época que um não conseguia ver o outro.

Meu pedido de socorro era silencioso. Minha salvação veio de dentro de mim. Comecei a fazer um diário e a ler mais.

Interessei-me pela doutrina espírita, fazia sentido naquele momento. Me fez muito bem. Devorava os livros, os romances psicografados.

Resgate

Mudei de colégio. Tive três meses de férias para me preparar para ser outra pessoa. Ou voltar a ser eu mesma. Passei esse tempo lendo tudo que achava em casa, livros de autoajuda, livros sobre a doutrina espírita pela qual comecei a me interessar.

Escolhi parar de ter medo ou vergonha de ser quem eu era.

Deixei a fragilidade da Isabela de lado e passei a me apresentar como Bebel.

Bebel era minha armadura, máscara, capa, meu avião invisível.

Proteção.

Se você não acredita em si mesma, quem vai acreditar?

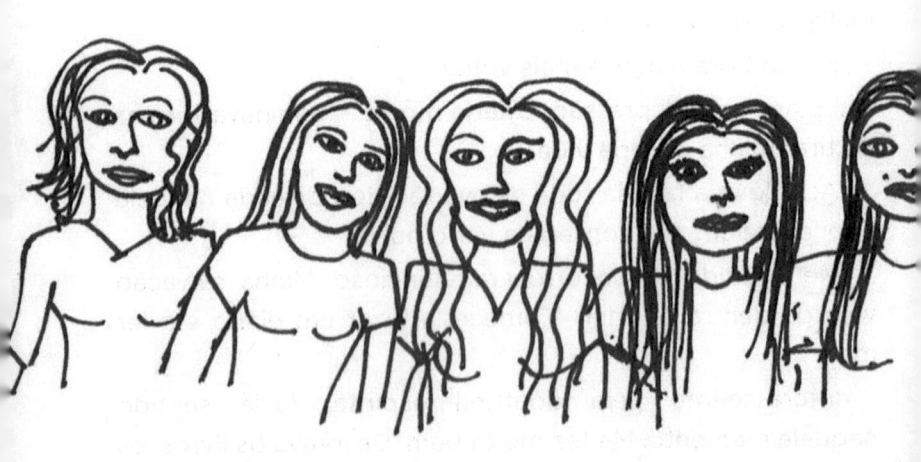

Foi difícil disfarçar a timidez no primeiro dia de aula. Todo mundo já se conhecia, eu era uma estranha sem turma. Me sentei e fiquei esperando a aula começar, enquanto todos conversavam animados.

Então duas meninas chegaram para falar comigo. Nunca vou me esquecer daquele momento, das Adrianas que me acolheram.

Eu precisava muito de uma mão para me puxar do limbo onde eu me encontrava, recebi duas. E essas duas me apresentaram outras. Paula, Déborah, Cynthia, Raquel, Maiara, Renata, Dany, Dieula...

Com elas me abri, dividi livros, músicas, festas. Senti que tinha uma vida novamente.

Amigas são irmãs que a vida te dá.

Minha mãe se tornou a "mãetorista" da turma que levava e buscava a gente nas baladas.

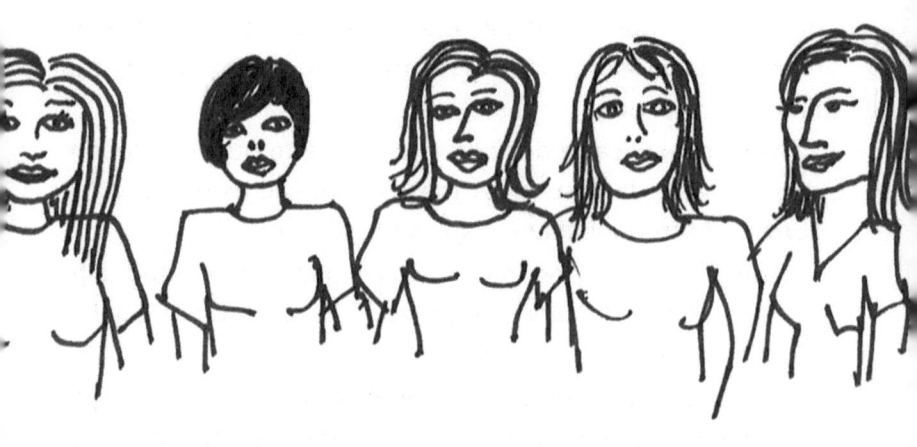

Despedida

Passei todos os carnavais da minha adolescência em Itaúna, cidade da minha mãe. Na casa da minha avó, saindo com meus primos que alugavam casas para ficar confraternizando durante o dia, à noite íamos para o carnaval no clube. Sempre levávamos primas do lado do meu pai para passar conosco.

Deixei de ir a partir dos meus vinte anos. Meus primos sempre foram muito unidos, se reúnem sempre.

Quando eu tinha 22 anos, fazia estágio num escritório de arquitetura do Sylvio Podestá. Naquela manhã de julho eu tinha acabado de chegar para trabalhar quando o telefone tocou. Naquela época a gente não tinha celular. Era minha mãe ligando para o escritório querendo falar comigo. Estranhei.

Atendi e ela disse: foi o Marcos (meu primo).

O que houve com ele mãe?

Foi tiro.

Tiro? Atiraram nele? Foi assalto?

Meu coração saindo pela boca e minha mãe cheia de dedos para dar a notícia. Ele havia se matado. Saiu de manhã, estacionou numa rua com pouco movimento e deu fim à própria vida.

Não sei explicar a dor que a gente sente quando alguém que faz parte da nossa vida, mesmo que não esteja conosco com muita frequência, nos deixa dessa forma.

Como alguém poderia imaginar que alguém tão alto astral, com aquela cara relax, poderia fazer isso um dia. Ele não tinha nem trinta anos.

O mundo para naquele momento, já se passaram mais de vinte anos, mas sinto como se fosse hoje. Lembro de várias passagens daquele dia.

Desliguei o telefone, me sentei em choque.

Meu primo se matou.

Gabi me levou um copo de água com açúcar. Eu tremia.

Peguei minhas coisas, caminhei até a Savassi. Achei um telefone público, liguei para o meu namorado para contar. Ele havia perdido uma irmã num acidente de carro anos antes. Não conseguiu me acolher. Peguei um ônibus para casa. E não me lembro de mais nada.

Não consegui voltar para o estágio depois daquele dia. Lembro de as aulas voltarem em agosto e eu me arrastar até a PUC.

A gente se culpa quando uma coisa assim acontece. Fica tentando achar uma explicação. Pensa que poderia ter feito alguma coisa. Depois entende que precisa deixar passar. Que precisa perdoar e seguir. Se despedir.

CAPÍTULO 4

RELACIONAMENTOS

Eu e eles

Não tinha muita paciência para as conversas dos meninos. Mas gostava de beijar.

E do beijo sempre vinham aquelas conversas de macho.

"Vou te preparar para a primeira vez."

"Se você não for pro motel comigo eu levo outra."

Haja olho para revirar!

Aí me aparece um santo que tinha duas ex-mulheres e um filho com cada uma delas. Dez anos mais velho do que eu, pior que desse eu gostava, mas melhor não arriscar, não tinha vocação para ser a mãe do filho número três.

Depois dele tive um namorado, que também era pai. Foi pai porque a ex parou de tomar pílula e, segundo ele, ele não conseguia usar camisinha porque o pênis dele era muito grande e a camisinha apertava! Vergonha alheia, orai por mim! Pensa no tamanho que um pau tem que ter para uma camisinha não entrar! Vai ver ele era o homem elefante... E ainda tem gente que acha que sexualidade é escolha. Que mulher, em sã consciência, escolheria gostar de homem?

O incentivo para me manter celibatária não era pouco. Não me sentia desconfortável por ser virgem, mas preferia seguir assim a correr o risco de engravidar de alguém que tivesse menos responsabilidade do que eu. Ou que tivesse pinto de elefante, ou que arrumaria outra se eu não desse. Que azia!

Eu era contra o aborto e já tinha ouvido muitos meninos dizendo que, se a namorada engravidasse, era só ela abortar. Para eles era fácil. Naquela época eu já conhecia mulheres que criavam filhos sozinhas. Muitas vezes sobrando para a avó. Sempre entendi que homem usava muito mais a cabeça de baixo do que a cabeça de cima, pelo menos na adolescência. Onde é que ela termina mesmo?

Aborto

Ser contra o aborto significa que eu não faria um aborto. Lembrando que nenhum método contraceptivo é 100% eficaz e que camisinha não previne apenas a gravidez, mas AIDS, sífilis e outras doenças sexualmente transmissíveis.

Eu era contra o aborto, eu acreditava nesse papo de prevenção: "só engravida quem quer". Mas vi que era uma visão muito superficial sobre a questão quando comecei a ler mais e a conhecer histórias e outros pontos de vista.

Continuo sendo contra o aborto, mas hoje sou a favor da descriminalização do aborto. Me dei conta que muita mulher acaba fazendo aborto porque os outros querem que ela faça, a mãe, o namorado, o marido.

Claro que tem mulher que escolhe, mas o fato de ser crime só facilita para os homens se livrarem do filho indesejado uma vez que, se fosse legal, a mulher teria apoio psicológico e ficaria menos fragilizada caso tentassem convencê-la a fazer uma coisa que ela não quer. O aborto legal daria mais chances de a mulher escolher por si mesma.

Com 11 semanas, se a mãe morre, o feto morre, ele não sobreviveria fora do útero materno, a vida é da mulher. Estou falando em 11 semanas porque a discussão sobre a descriminalização no Brasil trata de uma gestação de até 12 semanas.

Aborto ilegal não acolhe a mulher que busca apoio psicológico. Aborto ilegal mata mulher e mata feto. Aceitar que mulheres continuem morrendo não é ser pró vida.

É preciso ver além dos nossos olhos, das nossas experiências de vida e da nossa história.

Ana

Ana tinha dezenove anos, havia acabado de passar no vestibular quando engravidou do namorado. Namoro recente. Descobriu a gravidez quando já estava com quase dois meses. Precisava tomar aquela decisão e tinha pouco tempo. Não teve tempo para amadurecer a ideia. Não teve uma rede de apoio para ajudá-la a tomar a decisão.

O namorado não pediu para ela abortar, mas também não disse que a apoiaria se ela quisesse ter o bebê. Infelizmente é preciso um espermatozoide para que a mulher gere um filho, mas falta homem para encarar as responsabilidades.

Contou para poucas pessoas esperando apoio. Não teve. Só ouviu que não poderia ter aquele filho, que seus pais não aguentariam a notícia. Se sentiu sozinha. Queria que alguém a encorajasse a levar adiante. Ninguém.

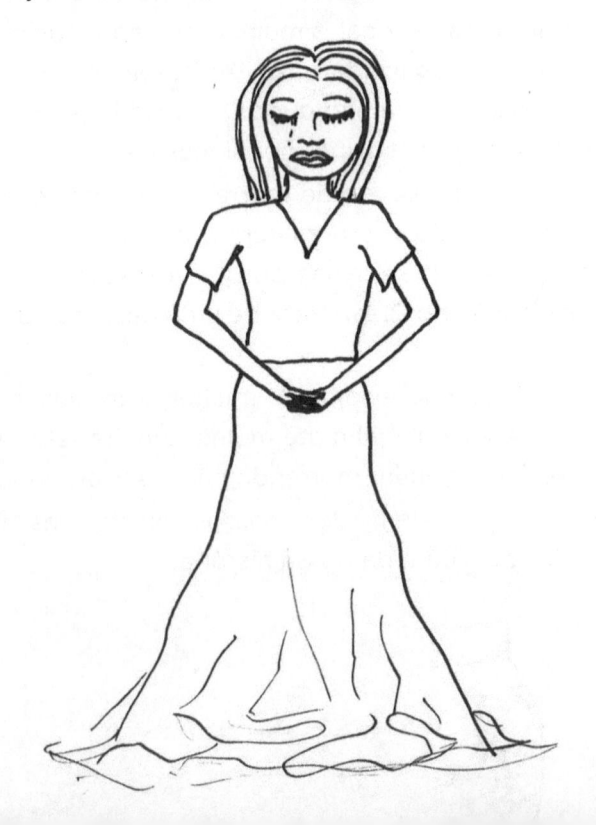

Se apaixonou pelo bebê assim que ouviu seu coração batendo naquele ultrassom. Levou aquela imagem impressa. Seu namorado a aguardava do lado de fora. Nem quis ver a imagem.

Levou a imagem para sua melhor amiga. Ela também não quis ver, não queria criar aquele sentimento. O sentimento dela era só dela, não teve com quem dividir.

Se sentiu culpada por não ter enfrentado as pessoas. Por não ter tido força para assumir sozinha. Se culpa por ter deitado naquela cama e deixado seu bebê ser sugado. Aquela dor a acompanhou. Mesmo depois de casada. Mesmo depois de ter uma filha.

Queria ter sido acolhida. Queria ter tido apoio. Queria não ser julgada. Sempre reza pelo bebê que se foi. Sempre pede perdão. E tenta se perdoar.

Clarissa

Clarissa não foi presa. Não precisou usar o SUS. Não fez curetagem. Não ficou internada. Ela é branca, de classe média. Teve acesso à uma boa educação. Teve acesso à cultura. Teve a chance de escolher fazer um aborto seguro, mesmo sabendo que era ilegal.

Ela tinha dezenove anos, tinha um namorado, fazia faculdade e descobriu que estava grávida de cinco semanas. Ela queria aquele bebê. Contou para as amigas, para os colegas de faculdade, mas o namorado não queria filho naquele momento. A mãe era católica, mas também não achava que era hora de a filha ter um bebê.

Foi acompanhada pela mãe e pelo namorado que ela chegou àquele consultório naquele prédio chique. A ginecologista fez o aborto no mesmo dia. Clarissa, deitada, ouvia o barulho daquela máquina sugando seu bebê. Quando terminou o procedimento a médica disse que o problema estava resolvido.

Ela sofreu muito. Sua vontade não foi ouvida. Mas o sofrimento foi emocional. Fisicamente ela estava bem, sem nenhuma consequência.

Ela teve um atendimento digno. Não correu risco de vida. A família tinha dinheiro para pagar. Embora o aborto seja ilegal no Brasil, quem tem dinheiro tem o privilégio de fazer sem sofrer as consequências.

Lúcia

Lúcia era casada e tinha duas filhas. Ela era empregada doméstica e morava numa casinha de três cômodos bem pequenos numa favela da cidade. Ela e o marido não queriam ter mais filhos, mas ela engravidou, mesmo tomando pílula.

Demorou para descobrir. Quando descobriu já estava com uns cinco meses de gestação. Não queria, achava que não podia ter aquele bebê, o marido também não queria. Foi a uma clínica clandestina. A mulher enfiou agulhas de tricô no seu útero. Mas o bebê era grande, ela não conseguiu terminar o serviço. Ela saiu de lá sem saber se tinha dado certo.

Alguns dias depois Lúcia se sentiu mal, desmaiou e foi levada a um hospital. Fizeram o parto do bebê morto. Era um menino. Se parecia muito com o marido dela. Quando pegou o bebê nos braços se arrependeu, mas era tarde. Ela quase morreu também.

Nathalia

Nathalia não engravidou do namorado, mas se envolveu com uma pessoa destrutiva. Enquanto estava vivendo aquela relação, não conseguiu ver como era doentio. Era uma relação abusiva e ela não se dava conta.

Ele destruía sua autoestima para controlá-la. Ela se encolhia e se submetia para evitar ser atacada novamente. Foi adestrada. Quando fazia uma coisa que ele aprovava, era elogiada. Se fazia algo que ele não gostava, era reprimida. Tinha necessidade de agradar, deixava-se ser punida quando não atendia às expectativas. O ciclo era mantido cada vez que ela se submetia.

Gritava com ela por todos os motivos. Por ter citado um amigo homem numa conversa sobre trabalho, por ter pintado as unhas, por ter saído da aula no horário.

Não a proibia de fazer nada, mas a culpava por ser preterido, sempre achava que ela dava mais atenção aos estudos, ao trabalho.

Àquela altura ela já tinha notado que estava presa em um relacionamento abusivo. Começou a planejar suas ações para agradá-lo, queria que ficassem bem. Queria evitar que ele tivesse mais uma explosão de raiva. Tinha medo.

O tempo passava e ela ficava mais acorrentada àquele ciclo de violência. Ele estava em cima dela quando ela pediu para parar.

Ele não parou.

Ela não queria. Disse que estava passando mal.

Ele não parou.

"Azar o seu."

Foi até o fim.

Naquela mesma semana ela ia para a aula, mas ele não a deixou sair. Parou na frente da porta. A segurou pelo braço e a empurrou.

Tirou sua roupa.

Ela disse que não.

Ele deu risada e continuou.

Doeu.

Depois disse que era para ela aprender, mas foi só uma

brincadeira.

Na mesma semana, ela precisava sair porque tinha aula, e ele não queria que ela fosse.

Ela se sentiu tão fraca e impotente que ficou inerte apesar da vontade de gritar, de chorar, de correr. Achava que a culpa era dela.

Levou anos para que ela entendesse que havia sido estuprada. Sim, foi estupro.

Ele não se parecia com o estuprador do seu imaginário. Eles eram namorados. Ele dizia que a amava. Ela conhecia sua mãe que era uma ótima pessoa.

Ela achava que estuprador não podia ser alguém próximo. Que não poderia nem mesmo ser conhecido.

Ela não achava que sofria violência, porque entendia que violência deixaria marcas, hematomas, sangue, ossos quebrados. Não entendia que violência psicológica existe e que começou quando ele se achou o dono dela.

Relacionamentos abusivos geralmente começam com o outro fazendo o papel de príncipe, ele gosta de tudo que ela gosta. Ele se apaixona pelo espelho. Então ele faz o jogo de recompensa e castigo.

A vítima fica fragilizada e se sentindo culpada. Com medo. Então o abusador faz a vítima duvidar da sua própria memória. Faz promessas românticas que nunca são cumpridas.

Foi exatamente isso que ele fez com ela. Nathalia foi humilhada, sofreu violência verbal, foi tratada como uma imbecil. Ele era seu salvador.

Ela conseguiu sair desse ciclo. Levou tempo para que entendesse que, além de toda a violência verbal, também foi estuprada.

Que quando não há consentimento é violação. Ela não era fraca. A culpa nunca foi dela. A culpa nunca é da vítima.

Namorados

Entrei na faculdade de arquitetura sem ter namorado ninguém por mais de cinco meses. Eu tinha vinte anos. Alexandre era da minha turma, implicava com todas as minhas roupas ou com qualquer coisa que eu fizesse. E a gente ficou na primeira festa. Quem desdenha quer comprar.

Mas não durou muito, primeiro período de faculdade o mundo é grande demais para beijar uma boca só. Eu gostava dele, mas ele era meio babaca. Sabe como são os meninos de dezessete anos. Eu tinha vinte. Acabei tendo dois relacionamentos mais longos, uns três anos com um, depois três anos com outro. Alexandre também teve namoradas e a gente até saía junto, eu com meu namorado e ele com a namorada dele.

Anos depois a gente se encontrou na festa de amigos. Começamos a conversar e, aconteceu alguma coisa naquela conversa. Foi mais forte que eu. Tivemos um recomeço conturbado. Levamos alguns anos para nos acertar. E para confiar um no outro. Términos e voltas.

Amar

Ele não me tratava como eu merecia. Cansei. Merecia alguém que me desse valor. Achei que ele não se importava. Estava errada. Orgulho ferido é fogo. Sofri. Chorei. Fiz promessa para superar o término. Procurei alguém para amar. Encontrei-me. E me amei tanto que ele viu que me amava também.

Não me vesti de noiva, não fiz festa. Apenas alugamos um apartamento e fomos morar juntos. Dois anos e meio depois recebi um e-mail: Você quer casar comigo? Respondi: Beleza! Fomos ao cartório e nos casamos no civil. Amor é simples.

CAPÍTULO 5

MÃE DE PRIMEIRA VIAGEM

Minha estreia como mãe

Depois de cinco anos morando juntos, decidimos ter nosso bebê. Não demorei muito para engravidar.

A maternidade é realmente um momento muito romântico da vida da mulher.

Tirando os enjoos.

Os gases.

A azia.

A falta de posição para dormir.

O ganho de peso.

A bexiga espremida.

As espinhas.

As oscilações de humor.

Edema.

A sensibilidade.

As estrias.

A gravidez é linda!

Enjoei demais nos 3 primeiros meses, acordava de madrugada para vomitar. Quando os enjoos passaram veio a azia.

E quando me perguntavam se já tinha agendado a cesariana e eu respondia que estava esperando entrar em trabalho de parto porque queria parto normal, o povo arregalava os olhos. A cultura da cesariana era pesada em 2009.

Fico rindo da minha inocência durante a gravidez. Me preparando para parir, para amamentar e trocar fraldas.

Tem curso para tudo isso, mas não tem um curso que te ensine a ser pai e mãe. Isso a gente aprende com fórceps!

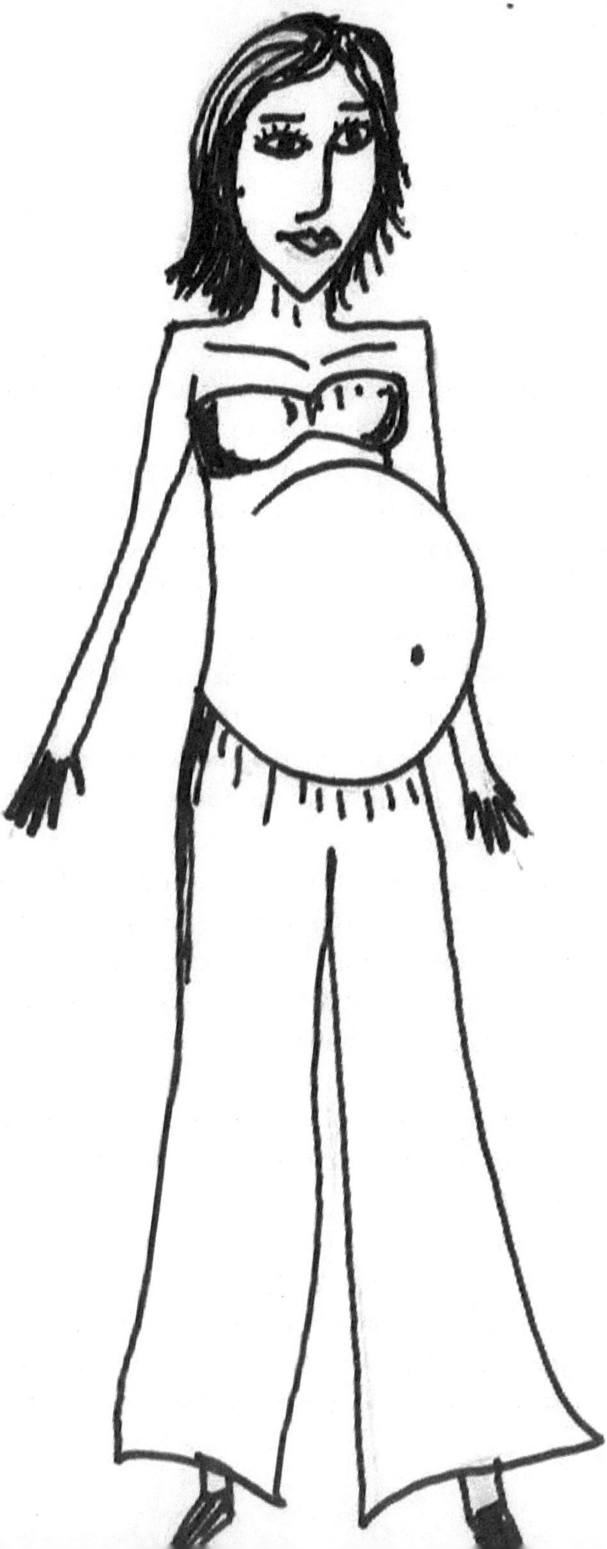

Para Felipe

Eu tive sorte, deu tudo certo. Não tive intercorrências durante a gravidez. Trabalhei até um dia antes do Felipe nascer. Saí do escritório e fui para a consulta com minha obstetra.

Quarta-feira, trinta e nove semanas e quatro dias, você está encaixado, mas deve estar gostando muito do quentinho do meu útero. Eu não vejo a hora de te ver, já me cansei das imagens de ultrassom! Meus pés incharam, não tenho mais posição para dormir, minhas costas doem, morro de azia, minha bexiga deve estar do tamanho de um ovo de codorna. Parece que você vai ficar na minha barriga eternamente.

Consulta com a Iracema às 16 horas.

"Iracema, eu não aguento mais, esse menino tem que nascer logo! Minha barriga vai explodir!"

Ela descola minha bolsa e diz que, se eu não entrar em trabalho de parto em 24 horas, vamos agendar a indução do parto para o sábado.

Vou para casa, tudo pronto te esperando, durmo. Acordo à uma da manhã sentindo uma dor forte, a primeira contração. Não consigo mais dormir porque as contrações voltam, a cada dez minutos sinto aquela dor. Às seis da manhã seu pai acorda, eu havia trabalhado até o dia anterior, mas nesse dia não ia dar. Digo ao seu pai: "Não vou trabalhar, estou tendo contrações há horas, mas pode ir porque elas estão acontecendo a cada dez minutos, te aviso quando o intervalo diminuir.".

Passo a manhã urrando a cada dez minutos, não consigo almoçar, tudo que tinha na barriga já saiu, a natureza é sábia. Às 13 horas o intervalo começa a diminuir, converso com algumas amigas no MSN (quando você tiver idade para ler esse texto não vai saber o que é MSN, mas era uma forma antiga de conversar com as pessoas digitando via internet). Conto que estou tendo contrações e esperando o intervalo diminuir para ligar para minha médica. Elas me acham louca por estar esperando, já teriam ligado há muito tempo, mas eu estou tranquila, sei que ainda não é a hora. Ligo quando o intervalo diminui de dez para sete minutos. Seu avô Nando me leva ao consultório para ela confirmar se estava mesmo em trabalho de parto. Ela diz: "Pode passar em casa, tomar um banho, pegar suas coisas e me encontre no Vila da Serra, subo daqui a pouco."

Ligo para o seu pai e falo para ele me encontrar em casa.

Na maternidade sou encaminhada para o pré-parto onde as dores só aumentam. Outras grávidas deitadas, só eu isolada, única em trabalho de parto, única gemendo e se contorcendo, as demais vão fazer cesariana. Uma cortina me separa delas que estão conversando. Um bebê chora. Um bebê nasceu. Eu estou sozinha do lado de cá da cortina ouvindo outras mães conversando. Vou ficando nervosa, ninguém aparece, as contrações estão cada vez mais fortes.

Seu pai chega, o anestesista chega, a anestesia só pega do lado direito. O anestesista sai para lanchar. O lado esquerdo sente todas as dores pelos dois lados do meu corpo. Iracema chega, rompe a bolsa:

"Ele subiu. Se ele não descer até às 21 horas vamos ter que fazer cesárea".

São 19 horas e 30 minutos. Dói. Seu pai me olha e pergunta se eu tenho certeza de que vou esperar, se não prefiro fazer cesárea. Lanço um olhar mortal! Se eu estivesse em condições teria dado uns tapas nele.

"Desde uma da manhã sentindo dor, esse menino vai nascer por onde ele tem que nascer, não vou sentir outras dores amanhã!"

Eu estava realmente determinada a ter parto normal,

durante a minha gravidez muita gente disse que eu não daria conta, que era muito magra, muito isso, muito aquilo para ter parto normal. Mas eu queria tentar. Pensava na minha avó parindo na fazenda. Eu tinha muito mais recurso, também daria conta.

Mas você não desce. Outro bebê chora. E outro, e mais outro... Vários bebês. As mães chegam, as mães se vão, e eu lá te esperando!

O anestesista volta, me aplica outra dose, as dores passam, as contrações também. Um alívio pela dor, um arrependimento não ter dado conta de ficar sem anestesia e não atrasar o processo. Tia Quequel liga, pede notícias, está no quarto com o vovô Nando nos esperando. Vai embora sem saber o que está acontecendo.

Mais um bebê chora. Iracema consegue tocar sua cabeça, você desceu, vamos para a sala de parto! Uma musiquinha suave de bebê toca, eu faço força, a Iracema puxa sua cabeça, outro médico empurra minha barriga, seu pai acha que está num açougue!

"Sai daí, menino", vem logo, quero te ver!"

23 horas e 19 minutos! Vejo seu bumbum. Você está roxinho. Te pegam, te pesam.

Nasceu? Não, não foi essa a palavra que eu usei, você demorou tanto que eu disse:

"Saiu! Ele saiu!"

Fazem todos aqueles procedimentos e te trazem para mim. Você não chora, você geme baixinho. Sua cabeça é um cone com sangue na ponta, de tanto aperto para passar. Um cabeção! Um bebezão! 53 centímetros, 3,505 kg. Perímetro cefálico maior que o máximo da tabela e, mesmo tendo feito episiotomia, tive laceração.

Meu bebê. Meu filhote. Loiro, branco, tão branco. Olho e não acredito, eu esperava um bebê moreninho, você é tão bicho de goiaba que eu nem acredito, mas eu vi você saindo de mim! Te levam para o berçário, mandei seu pai ir junto para não te trocarem.

"Não tire os olhos dele!" Toda mãe tem esse medo de ter o bebê trocado na maternidade. Eu não corria esse risco, você era muito diferente de todos os outros, mas eu só soube depois.

Fico lá sendo costurada, conversando com a médica, ela disse que, se soubesse o tamanho da sua cabeça teria feito cesariana, mas deu tudo certo. Ela foi embora, eu fiquei sozinha na observação por uma eternidade. Queria te ver, um segundo demorava anos para passar.

Finalmente me levam para o quarto. Você já tomou banho, está na incubadora. Eu no quarto esperando te levarem. Finalmente você chega. Me entregam você. Te pego no colo, te coloco no peito e você mama, pela primeira vez você mama! Meu bezerrinho que adorou mamar. Não durmo, não quero te tirar do meu colo. Passo a noite te olhando, te segurando. Apesar do cansaço quero você comigo. Posso ficar ali te olhando eternamente.

Isso tudo foi agora, acabou de acontecer, mas você já tem mil anos, meu menino, para sempre. O meu amor.

Ser mãe é pagar língua

Toda mãe é perfeita, até ter filhos. Não levei chupeta na bolsa do bebê quando fui parir. Tinha comprado, mas só usaria numa emergência, faria de tudo para evitar.

Aprendi cedo que mãe paga língua o tempo todo. Ele mamava bem, mas não queria largar o peito. Chorava. Então me lembrei do livro que tinha ganhado de amigos: "Bebê: Manual do Proprietário" que falava que, na falta do bico, a gente podia colocar nosso dedo mindinho na boca do bebê.

E foi assim que sobrevivemos no dia que passamos na

maternidade, intercalando os meus mindinhos com os mindinhos do Alexandre entre as mamadas. E assim ele saiu da maternidade e seguiu até em casa, com um mindinho na boca.

A chupeta saiu da embalagem e foi fervida e colocada em uso assim que chegamos em casa.

Lógico que eu já tinha lido tudo sobre os malefícios da bendita.

Milagrosamente a chupeta não prejudicou em nada a amamentação. Ele ganhou bastante peso. Foi amamentado durante um ano, sendo amamentação exclusiva nos 6 primeiros meses.

Com 2 anos e meio, tiramos a chupeta.

H1N1

2009 também foi o ano da pandemia de Influenza A. A gente já saía do hospital com a paranoia do medo do vírus, medo de sair na rua com o bebê, de levar para as consultas, vacinas e passeios.

Os primeiros casos no Brasil apareceram em abril, pouco antes do Felipe nascer. As pessoas estocando álcool gel, evitando lugares fechados.

O vírus se espalhou por todo o mundo. Em junho daquele ano, a Organização Mundial da Saúde declarou pandemia de influenza A.

Lula que era nosso presidente na época dizia que não era para tanto, que no Brasil medidas foram tomadas para evitar que ela se alastrasse. Muita gente morreu ou foi hospitalizada.

Mulher "Maravilha"

Saí da maternidade com meu bebê nos braços no sábado de manhã, eu sogros nos esperavam em casa. Minha sobrinha, Maria Flor, nasceu naquele dia, trinta e seis horas depois do Felipe.

Cheguei em casa tranquila, no hospital Felipe já havia mamado bastante. Eu produzia muito leite, ele mamava muito e ganhava muito peso. Difícil era segurar o sono que eu tinha de madrugada quando precisava amamentar.

Contratei empregada doméstica, contratei enfermeira, morria de medo de não dar conta. Dei e comecei a surtar de ficar em casa com duas pessoas fazendo tudo, me sentia entediada. Um dia não aguentei e decidi voltar ao trabalho.

Felipe tinha 28 dias quando voltei ao meu escritório de arquitetura. Minha sócia havia conseguido um berço portátil emprestado, levei um trocador para deixar no banheiro e a enfermeira ia comigo para trocar fraldas e colocar para arrotar. Foram três meses trabalhando com um bebê conforto ao lado do monitor do meu computador e amamentando em livre demanda.

Com quatro meses ele passou a ficar no berçário e eu indo lá para amamentar. Até seis meses ele só mamou no peito.

Eu ia ao bercário, a cada duas horas, para amamentar e sempre ficava observando os outros bebês e nunca havia notado que a Carol tinha síndrome de Down, até o dia que comentei com a cuidadora sobre o quanto a Tereza era uma espoleta e percorria a salinha inteira em segundos sendo três meses mais nova que ela. Então a Eliana me explicou que a Carol tinha síndrome de Down e hipotonia, por isso se movimentava pouco. Foi o primeiro bebê com síndrome de Down que eu acompanhei de perto. Carol era apaixonante.

Quando Felipe completou seis meses a pediatra me orientou a introduzir uma fórmula, além da alimentação sólida e mesmo eu tendo bastante leite. Naquela época eu fazia tudo sem questionar.

Comecei a dar mamadeira para o menino. Hoje eu sei o quanto era desnecessário além de ter acarretado problemas de saúde que demoramos a entender.

Ele começou a ter otite de repetição. A cada dois meses uma otite. E chorava muito à noite. E eu dormia menos ainda. E ele tendo que tomar antibiótico, e tomar outra vez e aquele ciclo não tinha fim. Passei um ano sofrendo com isso.

Odiava ter que dar remédio para ele, sempre fui mais natureba. Um dia troquei o leite por soja porque ele estava com uma diarreia que não passava e a otite também sumiu. E só voltou quando voltei com a fórmula.

Ele tinha alergia à proteína do leite e, na época, ainda não sabiam que a alergia podia fazer a criança produzir secreção em excesso e ir para os ouvidos. Tirei a fórmula e o menino nunca mais teve nada no ouvido.

Eu tinha orgulho de ser essas mães que dão conta de tudo. Trabalha, cuida do bebê, amamenta, tem marido, faz sexo, vai ao salão toda semana fazer as unhas, usa salto. Por um tempo consegui encarar essa maternidade idealizada, mas uma hora a gente tem um surto, porque é muito pesado.

Falando aqui do meu lugar privilegiado de mulher branca que tinha uma funcionária doméstica que deixava sua filha na creche para estar na minha casa limpando e cozinhando todos os dias.

Eu chegava em casa e estava tudo na mais perfeita ordem, Simei tinha deixado as roupas lavadas e passadas, a comida pronta, a casa limpa, a roupa de cama trocada.

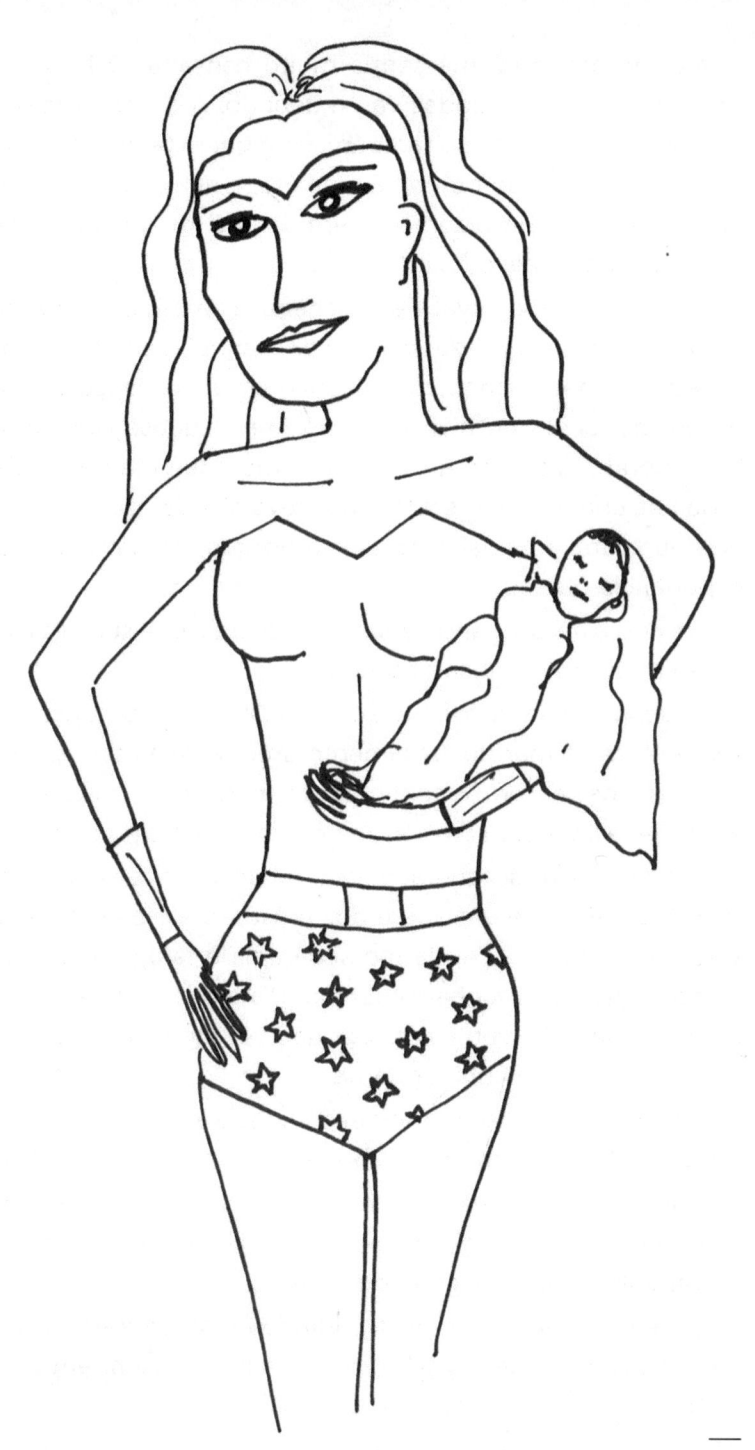

Mesmo assim eu me sentia muito cansada. O bebê vai crescendo e as demandas vão mudando. A gente precisa ir aprendendo e mudando também. E ninguém te prepara para as etapas que estão por vir. E uma etapa é mais desafiadora que a outra. Como dizem, maternidade é igual videogame, cada fase fica mais difícil.

Eu fiquei insuportável. Felipe chegava da escola chorando e não parava, não queria tomar banho, sempre muito irritado. Eu não entendia que aquilo era só cansaço depois de um dia cheio de atividades. Ele tinha quase dois anos. Para piorar a situação a escola informou que iria desfraldar todas as crianças, ele era o mais novo. Ainda não era hora. Mas eu acatei a decisão da escola porque elas tinham mais experiência que eu.

E é nessa hora, quando você não escuta o que sua intuição tem a dizer, que a coisa desanda!

Descontei minha frustração de mãe que não conseguia ser perfeita no marido. Casamento precisa de ajustes depois que os filhos nascem. A configuração muda e nós precisamos aprender a lidar com um elemento a mais nessa matemática.

Um dia ele disse que achava melhor a gente se separar. Pensa, um filho de um ano e dez meses, depois de mais de sete anos juntos, se eu ia me separar. Ele falou em guarda compartilhada. Sem chance. Se um dia a gente se separar a guarda é dele. Eu vou sofrer por não ver meu filho todos os dias, mas não fico com a guarda.

Conversamos, pedi desculpas, eu sabia que não estava sendo fácil para nenhum de nós e fomos acertando as coisas.

Mas eu ainda me sentia perdida. Não sabia mais lidar com meu pequeno. Na ânsia de ser capaz de tudo eu me perdi. De repente tudo estava dando errado.

Foi então que fiz um post pedindo ajuda para as amigas que estavam passando pela mesma coisa. Assim, em 2011, criei, despretensiosamente, o "Padecendo no Paraíso", um grupo de mulheres que tem filhos no Facebook.

A maternidade pode ser bem solitária. Naquele espaço encontramos acolhimento e nossas vozes são ouvidas.

Ali eu não me sentia mais sozinha. Eu tinha outras mães para dividirem as dificuldades e as alegrias comigo. Fiz novas amigas, coisa que parecia ser impossível depois da maternidade.

"Padecendo no Paraíso" foi meu filho não planejado. E olha que, desde antes de engravidar, nós já havíamos decidido ter um filho só.

CAPÍTULO 6

FILHOS

"De todas as mães, você é a mais mãe de todas."
Felipe Lorentz

O dilema do filho único

Ter um filho só é uma escolha que fazemos todos os dias. Seguimos firmes na decisão que foi a melhor para a nossa família.

Quando decidimos ter um filho só, o principal motivo era que o mundo já tem gente demais. Ter filho não é sustentável. Depois que ele nasceu e ter filho se tornou algo concreto, várias outras razões para não ter o segundo surgiram.

Algumas pessoas dizem que é egoísmo ter filho único. Isso depende mesmo do seu ponto de vista. O mundo não comporta tanta gente, estamos acabando com os recursos naturais e é uma decisão consciente, racional e não egoísta.

A questão financeira é um ponto muito importante, talvez o mais importante para os pais de hoje. Um filho custa muito dinheiro. Com um só é mais fácil ter acesso à escola particular, a cursos extracurriculares, ter plano de saúde, morar melhor, sobrar dinheiro para lazer.

A gente sabe que o amor pelos filhos se multiplica, sempre cabe mais um no coração de mãe. Mas os boletos também se multiplicam, e fechar essa conta já é mais difícil.

Se eu queria muito ser mãe, o filho único já me realiza plenamente. Me ensina, me cansa, me levanta, me faz mudar. E não tem nada de egoísta, ser mãe é se desdobrar, se doar.

Um estudo de uma Universidade na China mostrou que filhos únicos são mais criativos, mas são menos preocupados com os outros. Outro estudo, de uma universidade dos EUA mostrou que, quanto mais filhos, menores as suas notas na escola.

Irmão não é presente. Você não tem um segundo filho porque seu primeiro filho quer um irmão. Você tem o segundo filho porque você quer outro filho.

Não tem documento que garanta que irmãos vão se dar

bem. Não tem documento que garanta que, na sua velhice, os filhos vão dividir os cuidados com você.

Decidi, há anos, que, se um dia eu mudar de ideia e quiser ter mais um filho, ele virá por adoção. Nenhuma criança está preparada para ser órfã, se for para eu ter mais um, a via de parto será essa, buscar uma criança que esteja esperando por uma família.

Maternidade versus Trabalho

Para cada escolha, uma renúncia.

Escolher ficar em casa para participar do desenvolvimento dos filhos não é uma decisão fácil. Uma vez tomada, sempre será questionada por você mesma e pelos outros.

A gente trabalha o triplo quando trabalha em casa, mas trabalho doméstico não é valorizado. Mesmo estando presente, os filhos vão dizer que é pouco. Além da questão financeira no caso das que decidem não trabalhar.

Todos os dias a gente acorda e pensa se foi a melhor escolha. E acaba se convencendo que sim. O importante é ter persistência e lembrar que nada é definitivo.

Se for deixar emprego, se for depender de marido, lembre-se de se prevenir. Pode dar tudo certo, mas pode não dar. Na falta do marido é preciso ter um plano para conseguir sustentar a família. A gente conhece muitas histórias...

CAPÍTULO 7

PERDAS

Aborto e abandono paterno

57% dos brasileiros acreditam que a mulher deve ser punida e presa por fazer um aborto, mas ninguém menciona o pai nessas situações e, que eu saiba, ainda precisamos que um espermatozoide chegue ao nosso óvulo para que uma gravidez aconteça.

Quando a mulher escolhe fazer um aborto ela está matando uma pessoa, esse é o grande argumento. O contraditório disso é que, quando a mulher fica grávida e, por algum motivo o bebê morre durante a gestação, aquele feto é tratado como "material a ser descartado" e a mãe que perdeu o bebê não tem direito de viver o luto.

Muitas mães/gestantes vão ao hospital para fazer o parto de um bebê sem vida ou uma curetagem e ficam na mesma área onde outras mulheres estão dando à luz. Dois momentos tão diferentes, o contraste entre a vida de um e a morte do outro. O encontro da alegria com a tristeza.

Não é justo que as mães que estão perdendo seus bebês passem por isso ao lado das que estão tendo os seus filhos. Que fiquem internadas ouvindo o choro dos recém-nascidos. É um momento muito delicado e que merece, tanto quanto qualquer outra mulher, um atendimento humanizado. O que acontece na maioria dos hospitais do país hoje é desumano.

A mãe que perdeu consome-se na sua dor, a mãe que está com o bebê incomoda-se por não saber como acolher. Muitas vezes, além de terem perdido o bebê, elas também são impedidas de terem um acompanhante ao seu lado e têm que ficar ouvindo os sons dos bebês de outras mulheres com suas mães. Uma feliz não querendo transparecer para não aumentar a tristeza da outra. E a que perdeu, querendo sumir do lugar onde vê as outras com seus bebês nos braços e felizes. Independentemente da idade gestacional, a mãe que perdeu o bebê precisa ser acolhida.

Carolina (Carol Oliva)

Um dia fui fazer um ultrassom de rotina. Estava chegando sozinha na clínica e, do lado de fora, uma mulher chorava inconsolável. Ela estava grávida, com a barriga bem grande, estava claro que o bebê havia morrido. Confirmei com a recepcionista que esse era o motivo daquele choro desesperado. Não pude consolá-la, ela estava sendo acolhida pelo marido e mais uma pessoa. Senti um aperto no peito por ela. Pela dor que sentia. Ao mesmo tempo, um medo de passar pela mesma situação.

Na trigésima quarta semana de gestação Carolina sentiu que o seu bebê estava se movimentando menos. Achou que ele poderia estar muito grande, mais apertadinho na barriga. Mas ficou apreensiva. Fez um ultrassom e o médico perguntou se ela estava sentindo o bebê se mexer menos e se havia perdido líquido.

Ela não havia perdido líquido, mas o exame mostrava que o líquido havia sumido. Naquele momento ela quis correr para o hospital para fazer uma cesárea de emergência. Não havia entendido que era tarde demais. Precisou ouvir do médico que o bebê não tinha batimentos cardíacos. Perdeu suas pernas. Perdeu seu coração. Perdeu o ar. Perdeu a vontade de viver. Queria ir junto com ele. Não podia. Seu parto foi induzido e aconteceu como ela havia imaginado. Durou vinte e duas horas. Sentiu as dores do parto e da alma. Sentiu seu bebê chegando. Não pode ouvir seu choro.

Pegou-o no colo e observou cada parte do seu corpinho sem vida. Aquela carinha redonda, os olhos, as mãozinhas. Tão lindo. Acalmou seu coração e sentiu paz. O chamou pelo nome: João. Escolheu sua roupa. Fez uma foto para guardar de recordação. Fez um batismo simbólico e enterrou seu bebê sem velório. Na sua cabeça um anjo não podia ser velado.

Cristiana

Cristiana tinha trinta e sete anos quando engravidou do seu segundo filho. Estavam felizes com a chegada de um bebê.

O ultrassom morfológico apresentou alterações. Ela e o marido buscaram mais exames, mudaram de médico e fizeram de tudo para descobrir se havia algo errado com o bebê.

Decidiram não fazer a amniocentese por ser um exame muito invasivo. Amariam aquele pacotinho do jeito que ele viesse. Ela precisou ficar de repouso e tomar um medicamento para ralear o sangue. Conseguiu levar a gestação até trinta e sete semanas.

Davi nasceu com muita dificuldade de respirar. A mãe mal o viu, ele foi logo levado para o berçário e ficou no CPAP. Ele tinha trissomia 18, Síndrome de Edwards. Devido a um cromossomo 18 extra, a síndrome rara provoca atrasos graves de desenvolvimento. Não existe tratamento.

Ele também tinha cardiopatia congênita, mas não poderia fazer cirurgia no coração por causa da sobrevida pequena.

A médica pediu que ela ficasse com ele o máximo que pudesse, ele poderia não viver mais que um dia. Nenhuma mãe está preparada para receber essa notícia.

A Giovanna tinha oito anos e foi ao hospital conhecer o irmãozinho e dizer que ele era muito importante e ela o esperaria em casa. Davi passou quinze dias na UTI mais catorze dias no berçário e pôde ir para casa.

Dizem que a síndrome de Edwards é incompatível com a vida. A maioria das gestações de bebês com a trissomia do 18 evolui para o aborto espontâneo. Raramente um bebê que nasce com essa síndrome vive mais de um ano. Muitas mulheres, ao descobrir, durante o pré-natal, que o bebê tem essa síndrome, optam pelo aborto legal. A justiça brasileira tem autorizado a interrupção da gravidez nesses casos.

Cristiana e sua família escolheram amar o Davi a cada minuto. Sua irmã pôde conviver e cuidar dele. Eles aprenderam que não podiam mudar o que não pode ser mudado e a ser felizes com o que é possível.

Davi viveu durante dez meses e meio, foi cuidado e muito amado. Foi um bebê sorridente que gostava de atenção e carinho. Adorava ouvir a voz da sua irmãzinha. Ele conquistou o coração de muitas outras mães. Todas choramos quando ele partiu.

Amor de mãe dura para sempre.

Daniela

Dani e Fernando engravidaram em 2012. Sentiram toda aquela emoção ao descobrir a gravidez, ouvir o coração pela primeira vez. Descobrir o sexo do bebê.

Ela sempre sonhou ser mãe. Sempre foi uma tia presente, louca pelos sobrinhos. Havia chegado a hora de ter o seu filho. Se sentia pronta e muito feliz. Tinha trinta e cinco anos e se sentia pronta para ser mãe. Fazia pilates, yoga, cuidava da alimentação, da saúde. Tudo para ter uma gestação tranquila e o parto natural dos seus sonhos.

O primeiro ultrassom morfológico mostrou que o bebê estava bem, mas havia uma alteração na placenta. Não conseguiu dormir naquele dia. A palavra alteração era muito assustadora. Apesar do esforço para manter-se calma, sentiu que sua vida ia virar do avesso. Conversou com o Theo e disse que era sua mãe e faria qualquer coisa por ele.

No dia seguinte teve retorno com o médico. Foi do consultório direto para o hospital. Estava com pré-eclâmpsia. Teria que ficar internada, sua gravidez era de alto risco.

Passou as primeiras horas no pronto atendimento com

uma dor de cabeça insuportável onde uma médica, de forma muito fria, lhe disse que iriam interromper a gravidez pois a vida dela estava em risco.

"Entre a vida da mãe e a vida do bebê, vamos tentar te salvar e não é uma escolha sua."

Durante o ultrassom outra médica lhe disse que se o bebê nascesse, morreria, se ficasse também morreria.

A falta de empatia gera esse tipo de violência à mulher dentro de muitos hospitais. Felizmente ela tinha o apoio do marido, da família, dos seus médicos e de algumas enfermeiras.

Os amigos se uniram numa corrente de amor, sofremos e torcemos junto com a Dani. Ela é daquelas amigas que eu fiz na adolescência, irmã da vida. Cada hora a mais, cada semana a mais era comemorada por todos nós. É difícil saber o que fazer por uma amiga numa hora dessas. Faltam palavras, mas é importante estar presente, mostrar que se importa e que deseja que tudo dê certo. Eu sentia muito medo por ela. Justo a Dani que sempre teve tanto jeito com crianças, que sempre quis tanto ser mãe.

A cada semana as chances de sobrevivência do Theo aumentariam, e era essa a nossa torcida. Mas a pré-eclâmpsia continuava a evoluir, a pressão estava no limite para mantê-los vivos. Os médicos sugeriram que ela fizesse um parto normal para interromper a pré-eclâmpsia e a vida dela não ficar mais em risco. Mas como aceitar a ideia de um parto natimorto? Preferiu esperar por um milagre.

Depois de vinte dias de internação disseram que se ela conseguisse chegar a vinte e sete semanas, poderiam tentar uma cesariana. Tomou corticoides para fortalecer os pulmões do bebê. Sabia que ele estava em sofrimento fetal, com pouca oxigenação, mas conseguiram chegar a vinte e sete semanas e cinco dias.

Os exames mostraram que ele estava no limite, não tinha como esperar mais. Desejou partir no lugar dele. Foi para a sala de parto.

O choro forte do bebê que nascia na sala ao lado a fez chorar.

Ela ouviu de uma pediatra que bebês muito prematuros não choravam quando nasciam.

Agradeceu por ter conseguido segurar a gestação até ali.

Agradeceu por ser mãe.

Agradeceu até pela cesariana que antes criticava.

Pediu pela vida do seu filho.

O Theo nasceu!

Nasceu e chorou muito. Um choro que lavou sua alma. Sentiu o amor transbordar.

Pode vê-lo muito rápido, logo a equipe médica o levou para a UTI.

Fernando a beijava e chorava.

Ficou no bloco esperando a anestesia passar. Sentia frio e solidão.

Sentia dores.

Ficou confusa.

Fernando passou o dia com o Theo na UTI neonatal! Uma enfermeira disse que, dificilmente, seu leite desceria, mas Daniela se esforçou até conseguir o colostro para ele.

Pode ver seu bebê no dia seguinte. Um bebê pequeno e frágil dentro da incubadora. Ela via um forte guerreiro que lutava pela vida. Se sentia feliz por ter seu filho diante dos olhos. Era um milagre.

No terceiro dia ele precisou passar por uma cirurgia cardíaca. Pediu a Deus que fizesse o que fosse melhor. A cirurgia foi um sucesso, mas as horas seguintes seriam decisivas. Chorou pela primeira vez ao vê-lo sedado na UTI.

Recebeu alta e foi para casa sem seu bebê.

Acordou sobressaltada na manhã seguinte. Ligaram do hospital. Foram para lá.

Fernando percebeu que os aparelhos estavam desligados e a virou para que não pudesse ver. Ela recebeu a confirmação que Theo havia morrido e desmaiou.

Depois pegou seu filho no colo pela primeira vez. Observou aquele corpinho frágil, já sem calor e o beijou. Se despediu:

"Até um dia meu amor, sempre te amarei!"

Michelle: todas no coração

Em janeiro de 2016 Michelle sentiu dores no estômago, fez exames e descobriu um câncer. Estávamos envolvidas organizando o bloco de carnaval, ela tocava na Charanga, estava cheia de expectativas. Ela não contou para ninguém. No dia primeiro de fevereiro ela tocou com a Charanga das Padês, vestida de Carmen Miranda. Sorriso enorme no rosto. Alegria de quem faz uma coisa sabendo que pode ser a última vez.

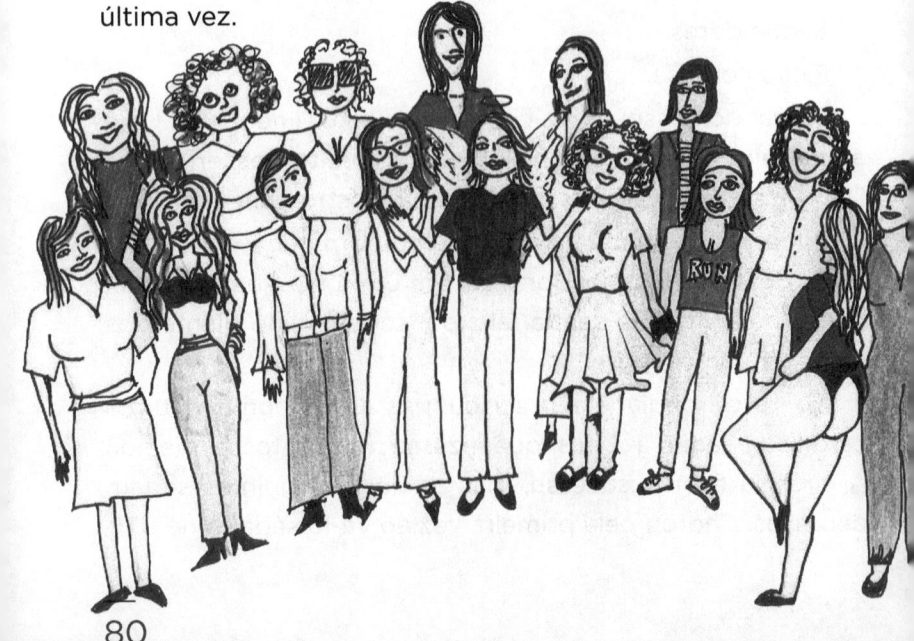

Quando Michelle foi para o hospital fazer a cirurgia para retirada do tumor, criou um grupo com as amigas para darmos apoio para ela. Nos revezaríamos no hospital, conversando e indo dormir, ou passar o dia fazendo companhia no hospital. Quem ia para o hospital fazia selfie com ela e mandava no grupo. Em algumas fotos o dedo do meio fazia um gesto para as amigas. Uma brincadeira para dizer que estava tudo bem.

Eu estava no meio da mudança de apartamento e não consegui ir visitá-la. Na manhã do dia que eu ia meu telefone tocou bem cedo. Era a Flávia, quando vi de quem era a ligação já adivinhei. Micho se foi. Ela estava dormindo, Tetê lá com ela, tudo bem, de madrugada a enfermeira passou, checou, tudo certo. Amanheceu e ela parecia ainda estar dormindo. Havia chegado a hora. Teve uma embolia. Estava serena.

Micho tinha planos, queria adotar uma criança, queria mudar de emprego. Queria viver mais. Mas o tempo parou naquele dia 16 de fevereiro. Teve pouco. Mas teve tempo de escrever mensagens para deixar para nós, todas com um desenho junto. Ela amava colorir e amava coisas delicadas. Amava seu marido, seu filho, os amigos, a vida.

O Gabo, filho dela, era amigo do meu filho. Foi tudo muito rápido. Partiu deixando marido, filho de oito anos e várias viúvas. É incrível o poder da doçura. Muita gente chorou por ela, sem tê-la conhecido pessoalmente. Ela fazia diferença na vida das pessoas.

O velório foi emocionante, aquele velório cheio, muito cheio. Muita gente se abraçando e se despedindo. Gabo com a Débora enquanto as outras meninas ajudavam o Henri a resolver a parte burocrática. Levei Felipe comigo ao velório, ele queria abraçar o Gabo. Ele tinha seis anos, foi seu primeiro velório.

Nenhuma mãe está preparada para partir quando os filhos ainda estão vivendo a infância, mas cada um tem seu tempo, sua hora. Nós não estávamos preparadas para perder uma amiga. Para sempre vamos chorar quando tocar "Eva". Para sempre vamos nos abraçar e sentir a presença dela quando estivermos juntas. TNC era uma coisa, mas podemos dizer que significa Todas No Coração.

Em 2017 lançamos o livro "Manual da Boa Mãe" com crônicas que ela escreveu sobre a maternidade. Uma forma de tê-la sempre por perto, na cabeceira da cama. Para aqueles momentos que a gente precisa de um conselho, ou um respiro. "Saudade é o amor que fica."

Érika

Foi difícil receber a notícia do falecimento do Arthur em julho de 2018. Não conseguia imaginar o que era perder um filho de doze anos. Ele teve uma síndrome rara, síndrome de Steven Johnson.

Felipe teve medo, não conseguia dormir. Disse que não queria perder mais ninguém. Consegui acalmá-lo com essas palavras:

"Filho, a gente não perde ninguém. As pessoas se vão porque esse é o caminho natural. Mas um pouquinho de cada uma delas fica conosco, guardado no coração."

O Opa (bisavô) se foi, mas você, sua avó e seu pai são pedaços dele. Não foi bom ter convivido com ele? Você não conheceu os meus avôs, não teria sido bom?

A gente sofre e sente falta, mas precisamos tentar ver o outro lado e agradecer o tempo que passamos juntos.

Ele concluiu que sentimos mais falta de quem está mais perto. Que sentiria muita falta de mim. E eu sentiria dele.

Não sei imaginar o que é, para uma mãe, ter que conviver com essa falta do filho. Filho é um pedaço da gente.

A família e amigos se juntaram aos seus pais e criaram um projeto chamado "Sementes do Moura", um grupo que, pela caridade, planta sementes de amor.

Irene

Irene já tinha um filho e sonhava com o segundo. A primeira gestação havia sido tranquila, o Bernardo nasceu bem, era um menino saudável.

Engravidou. Estava radiante com a gestação, mas a alegria durou poucas semanas. Um ultrassom mostrou que o bebê não tinha mais batimentos cardíacos. Tristeza. Lágrimas. Ela não quis fazer curetagem. Esperou o momento e, dias depois, sangrou em casa. O bebê se foi.

Meses depois estava grávida novamente. Os batimentos do bebê eram fracos. Sem nenhuma empatia os médicos diziam: "essa gravidez não vai pra frente!".

Decidiu fazer curetagem no hospital, a médica não fez o procedimento porque os documentos que tinham não garantiam que o bebê não tinha vida.

Teve que esperar mais dois dias para fazer um novo exame. Este comprovou que o bebê não tinha vida. Voltou a sentir dores, decidiu ir para o hospital dessa vez. Sangrou muito. Só se lembra de todo aquele sangue.

Quando acordou ouviu um bebê chorando. Não era seu.

Novamente grávida e feliz descobriu no primeiro ultrassom que o bebê não estava se desenvolvendo. Chorou. Ainda tinha muitas lágrimas e muita força para tentar mais uma vez.

Depois de quatro perdas consecutivas, inúmeros exames que mostravam que o casal estava com a saúde em dia, uma nova gestação.

Todos os exames normais, tudo correndo bem. Último mês, esperando o trabalho de parto. Quarto pronto. Enxoval. Fotos profissionais exibindo com orgulho aquela barriga imensa. Tudo aquilo. Entrou em trabalho de parto, foi para o hospital. Foi levada para o andar dos partos.

Ouvia o choro de bebês nascendo. A cada contração um choro de bebê, a emoção de outros pais recebendo seus filhos.

Oito horas depois, Ben chegou. Pegou seu filho no colo. Aquele bebê tão esperado. Encantador.

Naquele momento sentiu paz, consolo, amor. Não foi capaz de derramar uma lágrima com aquele bebê em seu colo. Então entregou seu filho. A despedida foi no cemitério. No lugar do berço, um caixão.

Pode engravidar novamente e receber Laura meses depois. Sua bebê arco-íris chegou linda e saudável para completar a família, pai, mãe, duas crianças e os anjinhos.

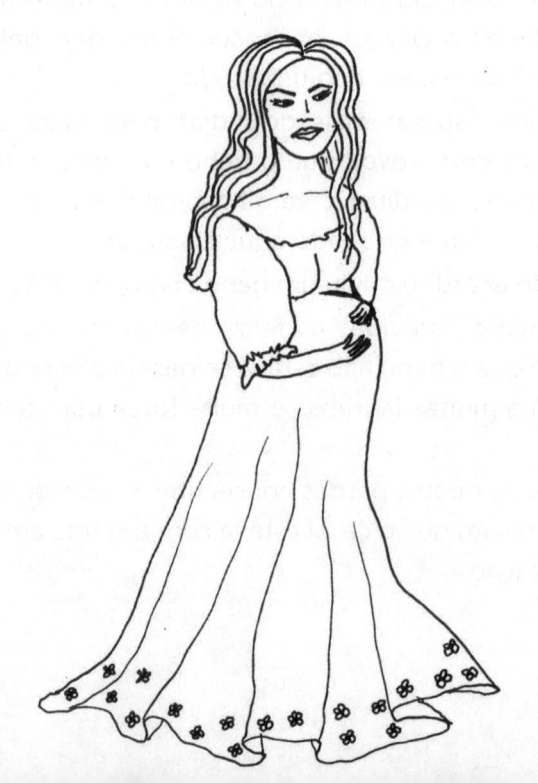

Lili

Acompanhamos de perto muitas histórias de crianças com leucemia que foram curadas. Primeiro foi o Rodrigo, filho da Graziella, diagnosticado com LLA (Leucemia Linfoide Aguda) em 2015. Rodrigo passou por todo o tratamento e está curado.

Depois foi a vez da Sara. A cura dela demorou mais. Ela passou pelo tratamento, parecia curada, mas a leucemia voltou e a única chance seria o transplante de medula.

Durante meses fizemos campanha para que as pessoas se cadastrassem como doadoras. #umamedulaparasara

Foi lindo ver as pessoas indo se cadastrar e mandando fotos, incentivando mais pessoas a fazer o cadastro.

Nenhum doador compatível apareceu, a solução seria receber a medula da mãe, mesmo não sendo 100% compatível. Não dava para esperar mais.

Então veio a espera pela autorização do plano de saúde, quando foi liberada, Sara foi de Belo Horizonte para São Paulo, pude ofereceu meu apartamento para a família ficar até encontrarem um lugar definitivo.

Eu estava em Belo Horizonte e entreguei minha chave para a Dedé, tia dela. Fernanda morava em São Paulo e deu todo o suporte.

É incrível pensar em quantas pessoas fizeram parte desse movimento pela vida de uma menininha. O poder do coletivo.

Em 2018, Sara recebeu a medula da mãe, passou muito tempo no hospital. Nós aguardávamos os boletins diários sobre o estado de saúde dela nas mídias sociais.

Até o dia feliz, a medula pegou. Foram meses de tratamento, Sara está curada, alegre, cheia de vida e amor.

A gente esperava que a história do Matheus também tivesse um final feliz. Em 2019 ele recebeu o diagnóstico.

A Dedé, tia da Sara a apoiou durante todo o período que o Matheus esteve em tratamento. mas depois de cirurgias e um longo período no hospital, ele faleceu.

Tínhamos tanta esperança...

Dois meses depois Lili me mandou uma mensagem, como eu sempre falei abertamente sobre depressão, ela me perguntou se aquilo que ela estava sentindo era depressão e se eu achava que passaria com medicamento.

Eu só pude dizer que ela tinha muitos motivos para se sentir assim, sem vontade de viver, que nada poderia trazer o Matheus de volta, mas que sim, era possível tratar a depressão e voltar a ter vontade de viver, apesar da perda.

Conversei com o Luís Augusto Malta, meu psiquiatra e ele se dispôs a atendê-la com urgência, como já havia feito antes com outras mães. Uma amiga a levou à consulta.

Não trouxemos o Matheus de volta, mas saber que a Lili está melhor é gratificante. Apesar de tudo ela sabe que não está sozinha.

A morte

O menino reclamou de dor na barriga.
Diagnostiquei a ansiedade.
Estava com dificuldade para pegar no sono.
Estava impressionado com a lama e as mortes em Brumadinho.
Mais uma vez tive que lidar com o medo da morte.
Explicar que todo mundo morre.
Que morrer não dói, que é só uma passagem.
Para ele entender, hoje eu falei sobre quando ele nasceu:
Você estava quentinho dentro da minha barriga.

Dentro de um líquido.

No escurinho gostoso.

O dia chegou e você precisou sair.

Passar por um canal.

Chegar do lado de fora, no seco.

Você não sabia o que tinha do outro lado, o que te esperava.

Não foi ruim.

Eu e seu pai te esperávamos.

Nós também estávamos com medo, a gente não te conhecia.

A gente esperava por você sem saber como você seria.

E nós ficamos felizes.

Você foi para o meu colo e ficou tudo bem.

Não dava para ficar mais tempo na minha barriga.

Chegou a sua hora.

Assim também é a vida.

Não dá para ficar aqui eternamente,

nossa hora chega e a gente tem que passar.

Cada um tem seu tempo, sua hora.

A hora chega, a gente passa.

Quem fica sente saudade, sofre.

Mas um dia passa também.

O que tem do outro lado eu não sei te dizer, mas não pode ser ruim.

CAPÍTULO 8

ADOÇÃO

"Eu sempre questionei se eu estava pronto (a) para adotar. Então eu entendi, nenhuma criança estava pronta para ser órfã."

Autor desconhecido

Das Dores

Quando era criança conheci um menino que havia sido adotado, foi o primeiro filho adotivo que eu conheci. Criado só pela mãe.

Foi adotado bem novinho, recém-nascido. Sua pele foi escurecendo à medida que ia crescendo, o pai não aceitou filho negro. Quis devolvê-lo. A mãe não aceitou.

O pai saiu de casa. Maria das Dores cuidou dele sozinha, era seu filho.

Ana Luisa

Por um período convivi com crianças abrigadas, muitas aguardavam na fila da adoção. Foi através de uma mãe do grupo, a Nathália, que nós ficamos conhecendo a Casa dos Pequenos da Associação Irmão Sol.

Uma casa que abriga crianças de zero a seis anos em situação de vulnerabilidade. Algumas dessas crianças tinham problemas de saúde porque suas mães eram dependentes químicas. Outras haviam sofrido abuso sexual do próprio pai ou de algum familiar.

A casa precisava de uma reforma ou seria fechada pelo Ministério Público. Nós fizemos uma vaquinha no grupo e, além de dinheiro, também arrecadamos berços, roupinhas, toalhas, roupas de cama e material de construção. Uma empresa de engenharia executou a obra de forma voluntária.

Foi nessa ação que eu conheci uma mãezona. Ana Luisa não tem nenhum filho gerado por ela, mas cuida de dezenas de crianças. Depois da Casa dos Pequenos fui conhecer o trabalho voluntário que ela faz no Novo Céu. Ela estava desempregada quando decidiu oferecer trabalho voluntário como jornalista.

Novo Céu é uma instituição que abriga crianças com

paralisia cerebral grave. Em sua primeira visita ela se perguntou como daria conta de conviver com aquelas oitenta pessoas. Imaginou que lá seria um lugar triste, cheio de dor e sofrimento.

É muito impactante chegar nas alas e ver todas aquelas pessoas deitadas em macas ou em cadeiras de rodas, nas vezes que estive lá senti o mesmo que a Ana. Mas o impacto não é pela tristeza, pelo contrário, é pelos sorrisos, os beijos, as mãos estendidas pedindo carinho.

A instituição é a casa delas, é lá que elas recebem visitas de familiares e recebem atendimento médico, odontológico e psicológico.

Muitas crianças que vivem lá foram rejeitadas por seus pais quando souberam que eram deficientes. Uma realidade no nosso país. 80% dos homens abandonam esposa e filho quando a criança tem uma deficiência grave.

Algumas mães acabam abandonando o filho também por causa das dificuldades para criar sozinha uma criança que demanda tantos cuidados. É difícil cuidar de uma pessoa que não será normal aos olhos da sociedade.

Ana se tornou mãe voluntária dessas 80 crianças com paralisia cerebral extrema. Ela conhece a história de cada uma deles. Me apresentou todas e contou a história de cada uma. Da moça que teve meningite que causou a paralisia e, apesar de adulta tem o tamanho e a aparência de uma criança de uns quatro anos.

Do que nasceu com paralisia porque a mãe era usuária de crack. O moço que tem paralisia e é cego. Ela sabe quantas vezes cada um esteve internado, sabe do que cada um deles gosta.

Exemplo de amor e dedicação, junto com outros voluntários ela luta para conseguir doações e manter a instituição funcionando.

Juliana

A maternidade não acontece da mesma forma para todas as mulheres. Às vezes a mãe encontra seu filho de uma forma inesperada.

Juliana era solteira, não tinha namorado quando decidiu frequentar um abrigo perto da sua casa para ajudar. Sempre gostou de crianças. Havia doze bebês e ela trocava fraldas, dava mamadeiras, cuidava.

Entre aqueles doze, ela se apaixonou por aquele menininho chorão e com cara de bravo que tinha dois meses de vida. Seu amor só aumentava, sentia que ele havia nascido para ser filho dela. Um mês depois decidiu adotá-lo. Às vezes o filho vem de uma barriga emprestada.

Sabia que, no processo de adoção, não podia escolher a criança, mas confiava. Era solteira. Sabia que talvez ele nunca andasse. Ele tinha paralisia cerebral. Nasceu com trinta semanas. Não mexia o pescoço. Era negro. Naquele momento já começou a lidar com o preconceito das pessoas. Para quem via de fora era pura loucura. Para ela era puro amor.

O processo durou um ano. Foram muitas entrevistas. Depois de mais de um ano ela conseguiu autorização para que ele passasse os fins de semana com ela, e depois as férias. Então conseguiu a guarda e entrou com o processo de adoção.

Passou a levá-lo em sessões de musicoterapia, sessões de terapia ocupacional, sessões de fisioterapia e de fonoaudiologia.

Ele era estrábico e, na consulta com o oftalmologista ele notou que ele se "assustava" com frequência e disse que aquilo não era susto, era síndrome de West.

Levou ao neurologista, fez exames que confirmaram que

o pequeno estava tendo convulsões. Entrou com medicação, no início recebia do posto de saúde, depois não conseguia mais, estava sempre em falta.

Então ele teve uma crise grave. Durante um longo período testaram medicamentos. Viu seu filho que estava se desenvolvendo, era ativo, voltar a ser um bebê. Os efeitos colaterais dos remédios eram mito fortes.

Achou que não daria conta. Esgotadas as tentativas, o médico sugeriu o Canabidiol, medicamento derivado da maconha. Precisou passar pelo processo de autorização na Anvisa para a importação. Precisou de dinheiro.

Com o Canabidiol viu seu filho voltar a falar, começar a caminhar como nunca havia feito. Infelizmente o cognitivo havia sido muito afetado quando teve uma crise mais forte.

Anualmente ela faz um evento "Anda Logo Biel" para arrecadar dinheiro para o tratamento. Infelizmente o Canabidiol ainda tem que ser importado e o custo é muito alto. Um medicamento que poderia salvar muitas vidas e melhorar a qualidade de vida de outras tantas pessoas. Infelizmente o cultivo da planta cannabis é proibido no Brasil, mesmo para fins exclusivamente medicinais e científicos.

Descobriu que Biel não tem síndrome de West, ele tem epilepsia de difícil controle. Ele também tem autismo. A mãe biológica já tinha outros três filhos. O pai, não sabemos. O que sabemos é que, embora esse não seja o caso do Gabriel, existe uma epidemia de abandono paterno no Brasil, e esse abandono é ainda maior quando a criança tem alguma deficiência grave. Um problema social antigo que ainda é tratado com naturalidade no país.

Como mãe de uma criança com deficiência, a Jubs passa por dificuldades todos os dias. Para conseguir vaga especial para estacionar o carro, tem que lidar com o preconceito e o racismo das pessoas.

Ela vai a festas, sai com amigas, viaja. Leva o Biel a todos os lugares. A rotina é exaustiva, mas ela nunca vai desistir dele, porque nenhuma mãe desiste do seu filho, por mais difícil que seja a carga. Isso se chama amor incondicional!

Junya

Planejei ter um filho, ele chegou logo, eu sempre quis ser mãe, já a Junya nunca sonhou com a maternidade. Cresceu ouvindo sua mãe dizer que ela devia ter trabalho, dinheiro e independência. Seguiu os conselhos da mãe. Mas aos trinta e cinco anos sentiu o chamado da natureza, mas não conseguia engravidar.

Foram cinco anos entre laboratórios, médicos, exames, cirurgias, hormônios, injeções, sexo obrigatório, frustração e rios de dinheiro. A cada gota de sangue que descia, uma tristeza.

Desistiu da gravidez. Tinha raiva toda vez que via uma mulher com vários filhos pedindo esmola na rua. Mas abriu seu coração para a possibilidade de se tornar mãe por outro caminho. Entrou na fila da adoção.

Foi uma gestação que durou três anos e, no meio do processo, da espera pela criança, veio o fim do casamento. Alterou os dados no juizado e continuou sua espera.

Teve três anos para se despedir da gestação que não veio. Dos ultrassons que não foram feitos. Do coração que não pôde ouvir bater dentro da sua barriga. Dos enjoos que não teve. Do leite que não produziu.

Ao vivenciar esse luto, se preparou para receber o filho gerado por outra mulher. Pode ser libertar de amarguras e abrir espaço para aquela criança que gerava em seu coração. Naquela gestação emocional.

Um dia recebeu aquela ligação. Acordou Junya, dormiu mãe da Bárbara. Não teve dúvidas quando viu aquela bebê de três meses que abriu um sorriso para ela. Era quem ela estava esperando.

Com a bebê em casa, tendo que acordar de madrugada para dar mamadeira, ela surtou. Passou quatro dias pensando que era uma loucura e que deveria devolver a menina para o abrigo. Mas no quinto dia já estava completamente apaixonada. Amando. Descobrindo sentimentos e desejos que não sabia que tinha.

Descobriu que adoção não é brincadeira, que não é uma forma de tapar buracos.

A adoção da Bárbara também foi uma oportunidade de ela vivenciar o racismo. Ela adotou sozinha uma menina negra. Chegou a ouvir que adotou uma "chipanga". Deu seu recado, era sua filha e a pessoa tinha duas escolhas, conviver com elas ou se afastar.

Sete meses após a chegada da Bárbara, Junya gerou Gabriela. Branca, loira de olhos azuis. Com duas crianças de idades tão próximas, pode comparar a relação das pessoas com elas de acordo com a cor da pele de cada uma. Teve seus momentos de fúria quando via sua filha negra ser atacada por causa da cor da sua pele.

Bárbara já foi chamada de "escurinha", já falaram que ela é preta de mãe branca, que a outra mãe não a quis e a jogou no lixo. Já falaram do cabelo dela, e ela respondeu que tem o cabelo lindo, fofinho e cheiroso. Junya não fica lembrando que ela é negra e que deverá carregar as dores do mundo por isso. Não é assim que se vence a estupidez humana.

As duas meninas são criadas com amor por uma mãe que cultiva a felicidade.

CAPÍTULO 9

DISCRIMINAÇÃO

Racismo

Cada história de adoção nos ensina um pouco sobre o racismo. Uma das melhores coisas que pude aprender convivendo com tantas mulheres foi sobre como eu era racista e não tinha consciência.

Nunca havia parado para pensar sobre o racismo estrutural, eu não tinha ideia do que é o branqueamento. Eu tinha uma noção muito superficial sobre as barreiras que as pessoas negras enfrentam todos os dias no nosso país.

Foi a convivência diária com mulheres negras ali naquele grupo de mães, uma convivência na maior parte do tempo virtual, que me abriu os olhos e me fez enxergar todas as coisas que eu não queria ver.

Nunca sofri racismo, portanto, esse não é meu lugar de fala. Mas abri meus olhos e agora vejo esse racismo velado o tempo todo. Me dei conta que a luta antirracista tem que ser minha também.

A gente cresce entendendo que as pessoas valem mais ou valem menos de acordo com a cor da pele. E vai absorvendo essas ideias de uma forma que é preciso um trabalho diário para tirá-las da nossa mente. Leva tempo para para nos libertarmos de um aprendizado equivocado de uma vida inteira.

Às vezes eu saio de casa sem nenhum documento e sem nenhum medo de ser parada pela polícia, de ser confundida com bandido, de não ter documento para provar que sou "cidadã de bem". Me preocupa mais sair com documento e ser roubada ou perdê-lo do que não ter como provar que eu não sou bandido.

Já saí correndo feito uma louca pela rua, atrasada para algum compromisso e ninguém achou que eu estivesse fugindo. Nunca fui barrada na porta giratória do banco, mesmo carregando uma bolsa enorme e cheia de tralha, sem conseguir tirar todos os objetos de metal lá de dentro.

Nunca sugeriram que eu usasse meu cabelo para ariar panela. Ninguém nunca disse que não ia discutir comigo por causa da cor da minha pele. Nunca me perguntaram se eu moro na favela. Nunca acharam que eu sou babá do meu filho. Nunca fui confundida com empregada doméstica. Nunca olharam torto para mim no elevador social achando que eu deveria usar o elevador de serviço. Quando eu entro numa loja ninguém acha que eu não vou ter dinheiro para pagar por algum produto.

Pessoas negras passam por situações como essas o tempo todo. Eu vejo os olhares, as falas, os gestos, as ações. Atitudes que costumam vir daquelas mesmas pessoas que gostam do discurso: "Somos todos humanos".

Branco já vem com "honesto e trabalhador" tatuado na testa, não precisa provar nada para ninguém. Às vezes o branco é bandido, mas não tem cara de bandido, por que será?

Quantas vezes você já ouviu alguém dizer: "só podia ser preto!". Quantas crianças negras você viu sozinhas no recreio em escolas particulares onde a maioria dos alunos é branca? Aliás, quantas crianças negras você vê na escola particular do seu filho? Quantas vezes você já ouviu alguém dizer que preto não aprende?

Quantas pessoas você conhece que deram a "sorte" de nascer com a pele clara ou o cabelo "bom" apesar de ter pai ou mãe negro? Essa fala tem relação com a ideologia do embranquecimento, uma ideologia que atinge a população negra. E isso vem de um passado distante, mas ainda muito presente. Quando os portugueses viram que o Brasil estava ficando muito negro, e acreditando que isso não era bom, acreditaram que era necessário branquear o país. Mulheres negras foram estupradas para clarear o país.

Políticas eugenistas das quais deveríamos ter vergonha. Políticas que nos levaram a falar assim: "Ah, eu não sou racista, eu convivo com muitos negros. Convive mesmo, com a babá do filho, o garçom do bar, o porteiro do prédio, o segurança do banco, a faxineira, a empregada doméstica, o caixa do supermercado, o auxiliar de enfermagem do hospital.

E quando o negro é o médico, a professora da escola particular, o passageiro do avião, o hóspede do hotel? Ou quando o negro é o sócio do seu clube, o colega de sala do seu filho, sua colega de profissão, seu chefe? Isso incomoda?

"Mas como fulana conseguiu se tornar arquiteta?"

"Como eles podem ter dinheiro para se hospedar nesse hotel?"

"Médico negro? Não vou confiar nesse diagnóstico!"

Racismo existe e foi estruturado. Havia medidas legais para que o negro fosse marginalizado após a abolição da escravatura. Leis que impediam os negros de estudar. Leis que impediam que eles tivessem posse de terra, enquanto os europeus vêm para o Brasil já recebendo um pedaço de terra. A Lei Áurea veio sem nenhuma contrapartida para diminuir a desigualdade abismal que já existia entre brancos e negros. Os negros foram libertos, sem terra, sem educação e sem trabalho.

Mas ainda me dizem: "Não sou racista, somos todos iguais!" Você que gosta desse discurso de igualdade, ficaria feliz se fosse tratado como uma pessoa negra é tratada na nossa sociedade?

Eu poderia parar por aqui, porque tenho certeza de que ninguém diria que sim. Que ninguém ia querer trocar sua pele clara por uma pele preta. Racismo é tão enraizado na nossa cultura que está além do nosso raciocínio lógico, e do nosso discurso de defesa por igualdade. Somos racistas na essência.

A miscigenação no nosso país reforçou essa crença de que racismo não existe. "Somos um povo que exala diversidade!" Mentira! A carne mais barata do mercado continua sendo a carne negra. A taxa de homicídios de pessoas negras é muito maior que a de pessoas brancas.

Os salários dos negros são menores que os salários dos brancos. Um levantamento do IBGE mostra que mulheres brancas ganham 70% a mais que mulheres negras. Sendo que a maioria das mães solo brasileiras são negras.

Elas também recebem menos que os homens. Além disso as mulheres negras são as que têm menos acesso aos serviços básicos.

Mulheres negras são chefes de família, sustentam casas sozinhas e criam filhos com os piores salários. Que futuro essas crianças terão com uma mãe sobrecarregada, exausta, sem acesso a uma educação de qualidade e vivendo à margem da sociedade?

A cultura do abandono paterno é racista. As mulheres negras são solitárias. Desde a época da escravidão elas eram usadas como escravas sexuais. Mulheres brancas serviam para ser esposas, mulheres negras serviam para sexo.

Ainda hoje as mulheres negras têm dificuldade em ter um relacionamento sério, na hora de assumir compromisso os homens procuram as brancas. A sexualização da mulher negra também é um reflexo do racismo.

Enquanto não buscarmos soluções e tivermos políticas públicas eficientes, a situação não vai mudar. E se a situação delas é difícil, a situação dos filhos delas também será. Nosso país não pode continuar sendo um país para brancos machos.

Há muito racismo no Brasil. Dizer o contrário é hipocrisia.

Somos todos diferentes

Carol, a bebê com síndrome de Down que conheci quando o Felipe estava no berçário continuou na turma dele por mais uns três anos, eu nunca comentei nada com ele sobre a síndrome dela e ele nunca notou nada diferente. A única coisa que ele notava é que ela não falava como os outros e que demorou mais para andar. Para ele o tempo dela era diferente e só.

Ele sempre foi louco por ela, e ela por ele. Eram só abraços e beijos, a coisa mais fofa! Eu nunca apontei nenhuma diferença para ele, sempre digo que somos todos diferentes.

Seria perfeito se todas as crianças tivessem a oportunidade que o Felipe teve de conviver com crianças como a Carol. Escola inclusiva é boa para todas as crianças.

Bullying

Tinha um menino no colégio do Felipe que fazia bullying com os colegas adotivos, eram três crianças e ele dizia que ser adotado era a pior coisa do mundo, chamava o colega que tinha dificuldade para ler de burro, o menino tinha dislexia. E aproveitava para ser racista com as duas meninas negras. Falava da cor da pele, falava dos cabelos.

Era uma turma de segundo ano, crianças de sete, oito anos.

A escola chamou os pais dessa criança várias vezes, não adiantou, exemplo grita.

Pipe contou que esse menino estava chamando-o de gay na tentativa de irritá-lo. O menino passa por ele e fala: "Oi, gay". E ele responde: "oi, chato". Nas palavras dele: "Eu não vou me irritar com o fulano. Quando um não quer, dois não brigam."

Então eu perguntei se ele sabe o que é gay e ele disse:

- Menino que namora menino. Ele fala isso, mas na verdade eu não sou gay.

Eu respondi que, se fosse também não seria problema e que é uma pena esse menino achar que chamar de gay é ofensa.

E ele concordou dizendo: "Cada um é do seu jeito." Conversas francas e acolhedoras, esse é o caminho que eu sigo. Um caminho gratificante.

Um beijo

Um dia defendi a imagem de dois homens se beijando e me perguntaram:

"Se seu filho beijasse um menino - assim como no livro - aos 13 anos de idade você acharia totalmente normal?"

Se com 13 anos meu filho se descobrir gay, qual o problema? Eu me preparo para isso, sim. Para ser mãe dele independente da sexualidade dele. Para orientá-lo e não o obrigar a assumir uma heterossexualidade se isso não for a sua natureza. Isso vai evitar muito sofrimento para nós dois.

Foi fácil para mim chegar a esse nível de consciência? Nem um pouco. Porque aprendemos que isso não é normal. Que é errado. Então é necessário reprogramar nosso cérebro.

Temos duas escolhas. Encarar as coisas como elas são, ou viver na hipocrisia. Eu escolhi encarar.

Quantas pessoas você conhece que passaram uma vida no armário?

Quanto sofrimento isso causou?

Quantos gays passaram a vida vendo beijos hetero e, ainda assim, queriam beijar alguém do mesmo sexo?

E os meninos de 13 anos que eram/são levados para iniciar uma vida sexual com prostitutas para provar sua masculinidade?

Isso é melhor que beijar uma pessoa querida?

É melhor ser forçado a usar o corpo de uma mulher para provar alguma coisa para alguém?

É melhor que ir contra sua natureza?

No meu planeta não é!

No meu planeta os jovens tem direito de descobrir o que eles são com o apoio e a orientação dos pais, sem forçar a barra para A ou Z.

No meu planeta o amor é mais importante.

Mães amam seus filhos como eles são e não como elas gostariam que eles fossem.

Continuo sonhando com o resgate da nave-mãe.

CAPÍTULO 10

MATERNIDADE ATÍPICA

Fernanda

Fê é mãe do Bruno e da Luiza. Bruno nasceu em 2004 pesando quase 4 quilos. Só no dia seguinte o médico contou que o bebê tinha trissomia do 21, Síndrome de Down.

Naquele momento ela viveu o luto, o filho perfeito que ela esperava não existia. Ela só pensava que ele ia ser discriminado e ia sofrer.

No dia seguinte eles receberam tantas visitas, todo mundo queria ver o Bruno, que ela se deu conta de que a síndrome não o definiria. Ele era um bebê, o bebê dela.

Com uma semana de vida Bubu precisou passar por uma cirurgia, parte do intestino dele não funcionava, foi preciso fazer uma colostomia. Com um mês de vida ele entrou em choque, foi para o CTI e passou por outra cirurgia. Parte do intestino havia necrosado e havia fezes espalhadas dentro da barriga. Ele estava com peritonite, septicemia. Seria difícil sobreviver.

Ele passou mais de um mês no hospital quando pode voltar para casa. Só então os pais puderam começar a aprender sobre a Síndrome de Down. Aos cinco meses ele precisou passar por mais duas cirurgias porque teve novas complicações no intestino.

Bruno passou pelo hospital novamente perto de fazer um ano. Mas hoje ele é um adolescente muito forte. Os desafios por causa da síndrome de Down foram muitos, com nove anos ele começou a sentir as diferenças na escola, era o único aluno com Down, autoestima começou a ser um problema, que foi resolvido com a ajuda de uma psicóloga.

Fernanda sempre viveu um dia de cada vez. Aprendeu que não adiantava planejar as coisas. Sempre admirei a forma como ela criou o Bruno, o conheci quando ele era pequenininho, sempre foi tratado da mesma forma que outras crianças pelos pais e pela família. Isso faz diferença.

Marcela

Augusto foi muito esperado, planejado e muito amado.

O ultrassom morfológico mostrou que o bebê apresentava um posicionamento anormal dos pés. Naquele momento Marcela sentiu pela primeira vez a intensidade de ser mãe. De ser responsável por uma vida que se iniciava dentro dela.

Teve apoio do marido com quem dividiu a angústia. Os exames seguintes confirmaram que era um menino e que nasceria com pé torto congênito bilateral (PTC).

Durante a gravidez o casal se preparou para cuidar daquela criança. Adaptaram a casa e o enxoval. Buscaram profissionais com experiência.

Quatro dias depois de nascer seu tratamento foi iniciado. Ele usou gessos longos bilaterais que eram trocados semanalmente. Seus pés foram corrigidos. Com 45 dias ele passou por uma cirurgia para finalizar a correção. Depois disso ele ainda usou uma órtese por meses.

Pés corrigidos, um novo desafio. Augusto apresentava alergias alimentares múltiplas. As reações alérgicas eram tão fortes que poderiam causar choque anafilático. Marcela precisou se capacitar para usar uma ampola de adrenalina e uma seringa para ter mais tempo de ir em busca de socorro para o filho, caso ele tivesse outro choque anafilático.

A rotina é pesada, ela passou a cozinhar tudo, passou a pesquisar novas receitas com ingredientes que não fizessem mal para o filho.

Acidentes com ingestão de proteínas do leite e soja ou outros alérgenos em industrializados eram muito comuns no Brasil. Os rótulos não eram claros sobre as matérias-primas e contaminações. Por causa dela nos engajamos na campanha Põe no Rótulo que foi um sucesso e garantiu mudança na legislação.

Ela deixou o trabalho para se dedicar ao filho. Vivendo uma incerteza constante, cada convite para uma festa de aniversário era motivo de angústia. Para que o menino pudesse comer as mesmas coisas que as outras crianças, ela perguntava o que seria oferecido na festa e preparava a marmita do filho com as mesmas coisas que seriam servidas na festa, mas sem os ingredientes que poderiam ser fatais para ele.

Mais tarde foi diagnosticado autismo, o que explicava o atraso no desenvolvimento da fala, apraxia e alguns comportamentos. O diagnóstico só foi possível porque ela insistiu e passou com ele por vários profissionais. É muito comum a mãe ouvir que a criança está no tempo dela, mas existem marcos de desenvolvimento que não podem ser ignorados.

Uma nova batalha foi a inclusão, especialmente na escola. As pessoas gostam de chamar mães como ela de guerreiras. Não gosto desse adjetivo. Geralmente as mulheres que são chamadas de guerreiras estão no seu limite, fazendo muito mais do que dão conta de fazer.

Augusto tem um pai presente, que trabalha e sustenta a família, por isso ela pode deixar seu trabalho para cuidar do filho. Uma escolha, uma renúncia. Ela abdicou de uma coisa que gostava muito de fazer, e nós sabemos que o trabalho doméstico não é valorizado na nossa sociedade.

Marcela me ensinou sobre a solidão da maternidade atípica.

Autismo

O primeiro contato que tive com uma criança autista foi quando o Felipe tinha uns cinco anos, na escola dele. Gian ficava lá o dia todo como o Felipe e eu passava lá na hora do almoço para almoçar com ele. Sempre chegava lá e via as crianças brincando juntas, mas aquele garotinho nunca interagia com os outros, perguntei para a professora e ela me explicou que ele era autista.

Um dia cheguei lá e presenciei uma cena linda. Felipe deu as duas mãos para ele e começou a rodar e cantar e ele acompanhou, então as outras crianças se juntaram a eles, deram as mãos fazendo uma roda e continuaram a brincadeira. Chorei. Consegui filmar a cena e depois procurei a mãe para enviar o vídeo.

Naquela época eu já conhecia a Andréa Werner, mãe do Theo, mas ainda não tinha conhecido o Theo pessoalmente. Ele é um ano mais velho que o Felipe e é autista não verbal. Andrea já escreveu dois livros sobre isso e não tem como falar em autismo sem falar dessa minha amiga que é conhecida em todo o país por causa do seu ativismo pela inclusão. Sempre acompanhei as histórias deles pelo blog Lagarta Vira Pupa, e li os livros.

A situação das mães atípicas é tão difícil que quando voltou para o Brasil, depois de morar em Estocolmo e em Londres, a Andrea acabou entrando na política porque sabe a importância das políticas públicas na vida das pessoas com deficiência.

Conheci o Theo depois que me mudei para São Paulo e foi muito bom ver ele e Felipe brincando sem precisar conversar. A gente pode se comunicar de muitas formas.

Altas habilidades

Felipe começou a falar cedo, com um ano e meio já falava um número enorme de palavras e formulava algumas frases. Com dois anos e meio ele tinha decorado o texto de alguns livros. Eu lia muito para ele, toda noite tinha história antes de dormir.

Ele era o mais novo da turma e, quando tinha três anos a idade passou a ser um problema. Somado a uma professora extremamente incompetente que apareceu na escola dele naquele ano. Dos dezenove alunos, dez saíram da escola naquele ano. Entre eles, o Felipe. Uma decepção depois de três anos felizes.

Quando ele foi para outra escola a data de corte havia mudado e ele teve que repetir o infantil 3. No começo eu não gostei disso, porque achava que ele dava conta. Depois vi que ele daria conta mesmo, mas que, emocionalmente, seria melhor ele ser o mais velho do que ser o mais novo. Teria mais maturidade e uma ano a mais para viver a infância que é tão curta.

Mas ele começou a apresentar alguns comportamentos meio estranhos, não queria usar tênis, brigava com o cadarço, brigava com o velcro. Era uma tortura. E na escola o comportamento também não estava bom. Eu era chamada para reuniões e me diziam que ele não fazia as tarefas em sala e ficava atrapalhando os colegas, e que, quando o tempo estava terminando ele ia lá e fazia em cinco minutos.

Decidi procurar ajuda psicológica. Marquei consulta para ele com a Cristina Silveira. Cristina o atendeu e me disse que gostaria de aplicar alguns testes de inteligência nele. Ela também fez encaminhamento para uma terapeuta ocupacional para avaliar se ele não tinha nenhum problema sensorial.

Os testes indicaram altas habilidades, ele tem um QI alto. E não tinha nenhum problema sensorial, mas trabalhou outras questões na terapia ocupacional durante alguns meses. Foi uma transformação. O comportamento melhorou demais. Falo que a Cristina me salvou.

Ele seguiu sendo acompanhado por ela em sessões semanais, depois teve alta.

Evito falar sobre o diagnóstico dele porque as pessoas acham que você está contando vantagem quando, na verdade, a inteligência dele exige muito, porque quando tem altas habilidades, geralmente também tem um outro ponto fora da curva. Pode ser um Transtorno Opositor Desafiador, pode ser Transtorno do Déficit de Atenção e Hiperatividade. Ou seja, uma dupla excepcionalidade. E é esse o caso do Felipe.

Ele fez os primeiros testes com seis anos e fez novos testes com dez anos. A avaliação neuropsicológica mostrou dificuldades de autocontrole e civilidade. Hipótese diagnóstica de TDAH.

Eu já surtei com alguns comportamentos dele algumas vezes. Até entender que ele também não gostava quando perdia o controle. Então passei a ter muito mais paciência para lidar com isso. De vez em quando eu ainda levanto o tom de voz, mas, na maioria do tempo, eu consigo ser firme, controlando horários, tempo de tela, atividades pedagógicas e tudo mais.

Tenho orgulho te ter um filho com inteligência acima da média, claro, quem não gostaria. Mas também sei o quanto essa diferença, esse ponto fora da curva, muitas vezes complica nossa vida. Ele tem muita dificuldade para aceitar e entender regras e isso atrapalha as relações pessoais. Trabalhamos isso na terapia cognitivo comportamental. Ele já passou por sessões de fonoaudiologia e agora temos que fazer testes para avaliar o sono e o processamento auditivo. Um dia de cada vez.

Não tenha filhos

Se você não quer ter um filho homossexual, não tenha filhos. Se você não quer ter um filho com deficiência, não tenha filhos.

Se você não quer ter um filho diferente do que você idealizou, não tenha filhos. Se você quer um filho perfeito, não tenha filhos. Ninguém é perfeito.

Filho é uma caixinha de surpresa que você escolhe amar do jeito que vier. Se você quer o filho ideal, guarde isso no seu desejo, e deixe lá. Não tenha um filho real. Um filho real jamais vai ser uma projeção dos pais.

Não tenha filhos se você não está disposto a aceitar o pacote completo. Se você não está disposto a lidar com a frustração de conhecer uma pessoa diferente da que você idealizou.

Não tenha filhos se você não estiver disposto a mudar de ideia, a se abrir para o mundo e para a diversidade.

Não tenha filhos se você não quer enxergar que pode estar errado. Não tenha filhos se você acha que é o dono da verdade.

Não tenha filhos se você tem medo de que ele conheça verdades diferentes das suas. Não tenha filhos se você não aceita que o mundo muda, e que a mudança é para melhor.

Não tenha filhos se você não respeita as pessoas.

Não tenha filhos se você não está preparado para cuidar de alguém sem querer nada em troca.

Filhos te ajudam a mudar a perspectiva. Te tiram da zona de conforto. Filhos te sacodem, te movem, te obrigam a se reinventar e a descobrir coisas dentro de si que você tinha medo de mostrar para o mundo.

Não tenha filhos se você não está disposto a mudar. Não tenha filhos se seu filho não puder ser quem ele é.

CAPÍTULO 11

POLÍTICA

"Os que comem bem, dormem bem e têm boas casas acham que se gasta demais em políticas sociais".
Pepe Mujica

Diretas já

Eu era criança na época do movimento "Diretas Já", mas me lembro muito bem da eleição indireta do Tancredo Neves em 1985. Eu tinha dez anos e me lembro do meu professor dizendo em sala de aula: "Guardem esse dia na memória. Essa é uma data muito importante." Foi o fim da ditadura militar no Brasil. A volta da democracia.

Fora Collor

Em 1992 eu participei da minha primeira manifestação, fui para a rua com os adolescentes, de cara pintada gritar: fora Collor! Tirei meu título de eleitor com dezesseis anos, apesar de todo o caos que foi aquele ano. Collor não teve meu voto. Eu entendi que a gente precisava, sim, falar de política, embora as pessoas não achassem que política não é coisa de mulher, muito menos de adolescente.

Eleições 2018

Quando eu me lembro que eu chorei de tristeza no dia que a Dilma foi reeleita... Que inocência a minha, mal sabia que tudo podia piorar, e muito!

Quando vi aquele sujeito que só falava absurdos, jamais poderia imaginar que as pessoas tivessem coragem de votar naquilo.

Evitava falar de políticos, mas tive que me posicionar e, quando você se posiciona contra uma pessoa que tem uma visão completamente incompatível com a sua, isso não significa que você está se posicionando a favor do extremo oposto. Aliás, eu tenho medo dos extremos. Paixões nos cegam. A razão precisa falar mais alto. E você vê que estão perdendo a razão quando os argumentos são a evolução do: "feia, boba e chata" que a gente usava quando era criança.

Eu faço parte dos 44% dos brasileiros que não votaria naquele cara cujo nome não deve ser dito. Isso não significa que eu tenho "suvaco cabeludo", nem que eu quero que o Brasil vire a Venezuela, nem que eu sou mal comida, nem que eu sou petista, ou que eu defendo bandido. Não significa que eu quero ofender quem pensa diferente.

Significa apenas que eu não concordo com posicionamentos machistas, misóginos, homofóbicos e racistas. E isso já é o suficiente para eu eliminar a pessoa da minha lista de possibilidade de voto.

Fui xingada de vermelha, de comunista, de doutrinadora de crianças, entre outros adjetivos que prefiro ignorar. E era só o começo.

Não pude acreditar que as pessoas escolheram aquilo racionalmente. Que puderam acreditar que ele seria uma possibilidade de mudança para melhor.

Eu acredito que a mudança começa em mim e em você. Que ela vem de dentro para fora. Que não tem salvador da pátria, que não tem milagre. Que tem um dia depois do outro. Que tem um passo de cada vez. Que a gente aprende com os erros e que talvez ainda seja necessário que a gente erre muito. Um dia a gente acerta. O caminho é longo. Collor deveria ter nos servido de lição. Mas parece que a gente precisa errar muito mais para aprender.

Nossa democracia ainda é muito recente, mas vamos brindar a ela. Eu acredito em escolhas, mesmo que elas sejam erradas.

Ele não

Passei anos conversando com mulheres todos os dias. Centenas de mulheres. Todos os dias eu apoio mulheres.

Mulheres que sofrem violência doméstica.

Mulheres que criam seus filhos sozinhas e lutam para,

pelo menos, receber a pensão alimentícia em dia.

Mulheres que perderam o emprego porque tiveram filho.

Mulheres que ganham menos que homens no mesmo cargo e exercendo a mesma função porque são mulheres.

Mulheres que não conseguiram uma vaga de emprego porque são mulheres.

Mulheres que estão usando de medida protetiva para não serem espancadas ou mortas.

Mulheres trans. Também apoio o movimento LGBT. Sou antirracista.

Eu acredito na ciência. Acredito na arte. Acredito na cultura.

Tentaram me convencer que aquele candidato que virou presidente era uma boa escolha.

A visão do inominável é incompatível com minha visão de mundo, com meus princípios, com o meu trabalho, com as minhas escolhas e com os meus objetivos de vida. Cada mulher tem o direito de fazer suas escolhas, apoiar alguém que limita e tolhe essas escolhas seria contraditório.

Crianças e eleição

Essas crianças são muito antenadas, sabem de tudo que está acontecendo. Felipe ficou preocupado com os candidatos à presidência. Dá para conversar sobre política com criança? Claro que sim. É importante pontuar os fatos tentando ser imparcial, ou, pelo menos não falar com raiva ou preocupação.

Expliquei para ele que os dois candidatos que estavam na frente nas pesquisas, eram também os mais rejeitados. Disse que não votaria em nenhum dos dois naquele primeiro turno, mas que teria que escolher se tivermos um segundo turno.

Ele achou bem estranho os dois mais rejeitados serem os

dois à frente nas pesquisas:

"Isso não faz sentido, mãe!"

É bem esquisito mesmo, meu filho. Momento estranho onde brasileiros se dividem entre o nós e o eles.

Não parece eleição. Parece um jogo de futebol, com duas torcidas completamente irracionais movidas pela paixão onde deveria haver somente razão.

Só existe um time em campo, não existe jogo, mas as torcidas torcem a favor e contra o seu próprio time ao mesmo tempo. Uma torcida quer eliminar a outra, não quer ver jogo.

A verdade é que ainda temos muito o que aprender. Talvez o preço disso seja bem alto. As pessoas andam desiludidas com a política. Estão em busca de um milagre e não de um presidente.

Só nos resta seguir e fazer a nossa parte: jogar a favor do nosso time sem brigar com quem ainda não entendeu que estamos todos no mesmo barco. Sejamos pacientes. Eu estou cheia de dúvidas, mas tem muita gente cheia de certezas...

Quando a fala: "Não acho que quem ganhar ou quem perder, nem quem ganhar nem perder, vai ganhar ou perder. Vai todo mundo perder." Passa a fazer sentido, eu prefiro não tentar entender nada!

Me dê sua mão, não se preocupe, "Ele não" ganhou, mas vai ficar tudo bem.

Discriminação ou opinião?

2018 foi o ano da discriminação disfarçada de opinião.

Se tem uma coisa boa que podemos tirar das experiências daquelas eleições, sem dúvida foi uma das melhores oportunidade de conhecer as pessoas. Algumas decepções, algumas meras constatações e gratas surpresas.

Não foi sobre política, foi sobre visão de mundo e sobre o que cada um tem a oferecer.

Racismo, machismo, homofobia e afins não são opinião. Já passou da hora das pessoas entenderem e guardar os comentários sem noção.

Antes de dar sua opinião, pense nas consequências.

Opinião é igual bunda, não é porque você tem que você precisa dar.

Religião

Se tem uma mistura que sempre dá errado é a mistura de religião com política. Duas coisas que a gente discute sim, mas que não pode juntar.

Fui batizada, fiz primeira comunhão, estudei em colégio católico, fui do grupo de jovens da igreja do bairro. Comecei a fazer curso de crisma e parei. Parei de frequentar a igreja católica porque, em algum momento, ela deixou de fazer sentido para mim.

Apesar de ter estudado por anos em um colégio Jesuíta, eu escolhi o caminho que quis seguir. Eu aprendi a pensar e a tirar minhas próprias conclusões. Entendi que mudar de ideia é coisa de gente inteligente. E que ter certeza demais é idiotice.

Li vários livros espíritas, tomei passe, frequentei centros. Fui madrinha de batismo e de casamento católicos, estive em eventos da comunidade judaica, e gosto de saber sobre religiões de origem africana. Respeito as escolhas de pessoas queridas, mesmo não sendo escolhas iguais às minhas.

Durante o tratamento contra o câncer entrei para o coral da escola do meu filho, cantei numa missa, cantei na apresentação de Natal.

Não batizei o Felipe, deixei para ele escolher o caminho que quer seguir.

Procuro acompanhar nas mídias sociais pessoas que pensam diferente de mim, porque só seguir quem pensa igual é fácil, mas fecha nossa mente. Não mostra outras ideias, outras perspectivas. Não curto os extremos, os radicalismos. Não tenho paciência para surto coletivo.

Impróprio para mim é hipocrisia, censura, mentira, discurso de ódio e tudo aquilo que reprime a liberdade de pensamento. Doutrinação é não deixar que as pessoas conheçam ideias diferentes da sua.

Já o que leva à reflexão sempre será bem-vindo.

Se tiver que escolher um lado, fico com as bruxas.

Histórias das ruas

Nas minhas andanças pelo meu bairro sempre passo por pessoas dormindo na calçada. E gente pedindo comida, gente pedindo sabonete para tomar um banho, gente pedindo Miojo.

Tem gente que pede e depois vende o que a gente deu. Já aprendi a avaliar os pedidos. E a falar não. Mesmo porque, se falar sim para todos, não me sobra um centavo. É muita gente pedido.

Tem também outro tipo de pedido, Unicef, Greenpeace... Outro dia o Daniel me pediu ração para o cachorro dele. Às vezes eu paro e converso para saber um pouco da história daquela pessoa. Tem história de barraco que pegou fogo, de família que ficou em outro Estado, de emprego perdido, de tempo no abrigo vencido.

"Eu pago pra tomar banho em tal lugar".

"Eu vim estudar, mas o dinheiro acabou".

Sou fã mesmo é da honestidade do moço que tem a plaquinha pedindo dinheiro pra comprar cachaça. Que expectativa se pode ter quando sua casa é um pedaço de papelão na calçada?

Delírios eleitorais

Ah, a Terra! Eu tinha tantas esperanças e tantas expectativas. Eu acreditei que iria me enturmar e me misturar com os terráqueos. Que minhas ideias iam passar despercebidas. Ou que eu seria compreendida e acolhida.

A adaptação não foi fácil, mas achei que estava chegando lá. Até que vieram as eleições e eu não entrei naquela alucinação coletiva. Não entendia como as pessoas ficavam procurando um salvador da pátria.

Como chamam um sujeito tosco daqueles de mito. Eu não consegui entender o que as pessoas estavam dizendo. Começaram a me xingar e a me ofender. Aí eu vi que até o Papa passou por coisas assim.

Tentei subir a montanha do Cabo Daciolo para me iluminar, mas não consegui.

Mais uma vez tentei contato com a nave-mãe, queria retornar ao meu planeta sem conseguir concluir a minha missão de paz.

Fiquei. Fiquei para ver um vírus tirar a máscara do mito. Embora nem todo mundo tenha conseguido sair daquele transe. Há esperança.

Cotidiano

"Mãe, você tem razão, você estaria milionária se ganhasse um real cada vez que eu te chamo!"

Odiando ser mãe

Ter que fazer tudo com hora marcada. Falar tudo vinte vezes. Me preocupar com alimentação, com escola, com rotina. Ao mesmo tempo eu amo tudo isso! Ser mãe é assim, estar no inferno e no céu ao mesmo tempo!

Odiar ser mãe é uma coisa. Claro que eu amo meu filho,

eu escolhi ter um filho, eu adoro ter filho, eu só não gosto dessa função de mãe. Esse "ser mãe" pesa! Então a angústia passou, saí da cama e fui cuidar do meu filho, do meu trabalho e da minha vida. Passar o dia na cama não ia me levar a lugar nenhum.

"Ser mãe é andar chorando num sorriso!
Ser mãe é ter um mundo e não ter nada!
Ser mãe é padecer num paraíso!"
(Coelho Neto)

Mesmo quando tudo parece perdido, mesmo quando parece que nada faz sentido, se a gente se esforça a coisa anda. A maternidade te freia e te impulsiona ao mesmo tempo. Por isso somos tão loucas! Foi libertador sentir isso! Ter filho é ótimo, mas ser mãe é foda!

Toda mãe é chata

Aceite e agradeça, o adjetivo chato vem colado ao substantivo mãe, não importa o que você faça! Por um tempo eu lutei contra isso. Uma vez disse que não aguentava mais ter que fazer o papel de chata, Felipe respondeu: "Então faz o papel do meu pai!"

Num outro momento ele resolveu escrever um bilhete para o pai dele e me gritou: "Mãe, chata é com x ou com ch?". O bilhete: "Minha mãe é muito chata!"

Agora ele me chama de chata eu digo: "Ótimo que você me acha chata, isso significa que eu estou fazendo as coisas do jeito certo."

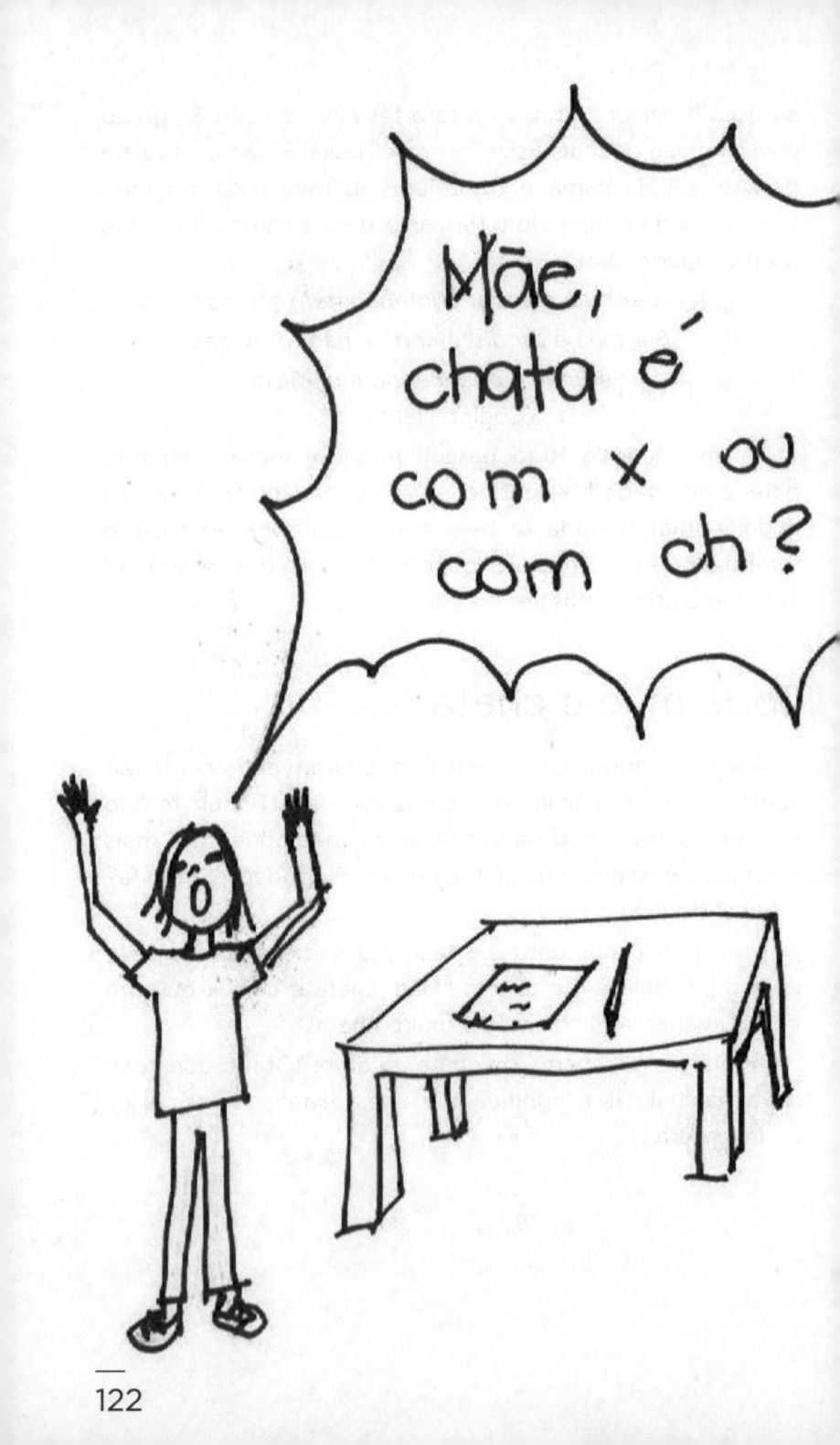

Tarefa de casa ou tortura materna

Decreto que segunda-feira é o dia mundial da tortura materna. Melhor aceitar isso para ver se dói menos, ou para ver se diminui o trauma! Eu sei que eu posso ser uma mãe melhor, mas na prática as segundas-feiras têm me afirmado o contrário.

Às segundas-feiras eu sou mais chata que nos outros dias da semana.

De terça a sexta eu consigo manter a rotina relativamente bem, sem surtos, sem gritos, até sem querer sair correndo pelada no meio da rua. Mas na segunda... Segunda é foda!

Eu posso ser uma mãe melhor, mas não na segunda! Dia Internacional da Pirraça. Do não estou a fim da rotina. Da tarefa de casa ficar para depois. Dia de não conseguir fazer almoço. Dia do dever de casa se transformar em uma forma de tortura com crueldade. Dia de sair correndo para almoçar na rua e chorar no elevador porque, outra vez, deu tudo errado.

A tarefa de casa é para os filhos, a gente sabe disso. Eles também sabem. Mas na segunda-feira a diaba cria vida, se transforma em um ser monstruoso e assustador e, enquanto eu não pego meu sabre de luz Jedi, minhas botas vermelhas de Mulher Maravilha e a ataco aos berros, ela não entende que é só uma folha de papel em branco esperando ser preenchida!

Esse dever me ataca, tira a minha sanidade, me agride, destrói minha autoestima, me faz acreditar que eu sou a pior mãe do mundo. Eu seria uma pessoa melhor sem a tarefa de casa do meu filho às segundas-feiras.

Eu posso ser uma mãe melhor. Mas o tal do relógio insiste em correr com o tempo e não me dar uma hora para respirar fundo e me lembrar que é apenas mais uma segunda-feira.

Segui todas as dicas da Cristina Silveira, psicóloga dele, sobre a tarefa de casa, aqui tem funcionado muito bem, o problema é mesmo a segunda.

Para acabar com essa sofrência semanal hoje eu decreto que ninguém vai fazer tarefa de casa na segunda-feira! Faça na sexta à noite quando chegar do colégio. Faça no sábado de manhã antes de começarmos oficialmente o fim de semana! Não tem passeio, não tem atividade nenhuma no fim de semana até que a fera esteja devidamente domada e guardada na pasta pronta para ir para sua jaulinha na escola, na segunda-feira.

Sábado tem pai, e pai faz muito mais sucesso quando alguém precisa de uma mãozinha na tarefa. Tarefa não encara o pai, ela tem medo dele. A partir de agora eu sou uma mãe melhor! Não vou lutar com esse monstro sozinha!

Minha nossa senhora do dever de casa, livrai-nos!

A louca da segunda-feira

Sabe aquela mãe que grita com o filho no meio da rua? E aquela que vai pela rua chorando com a criança dando piti do lado? E a que tem um ataque histérico porque a criança não quer comer? Eu já fui essa louca.

Minha vizinha devia achar um horror quando ouvia meus berros na hora de sair para escola. E era horrível mesmo. Essa louca era eu. Mas o que você não sabe é que, até eu começar a berrar, eu havia pedido calmamente, durante 75 minutos, que ele fosse tomar banho. Na hora que a gente deveria estar saindo de casa, ele ligou o chuveiro, mesmo eu tendo falado que já não dava mais tempo e tomou banho como se não houvesse amanhã.

Você também não sabe que, na maioria das vezes, ele levava uma hora para almoçar, mesmo eu explicando que ele tinha trinta minutos para comer.

Talvez o garçom tenha notado que eu estava chorando. Aquela louca que chora durante o almoço era eu. Eu não tinha feito almoço porque não tinha conseguido ir ao supermercado e não tinha nada na despensa nem na geladeira. Para agilizar achei melhor comer perto da escola. Mas eu cheguei uma hora depois do planejado e sabia que não ia dar tempo, pedi o que saía mais rápido para ele, o meu tive que levar para viagem. Mesmo assim, chegamos atrasados na escola.

Eu chorava porque a minha paciência acabava. Porque eu não queria ser a mãe que está sempre atrasada. Porque a tal da disciplina positiva funcionava com todas, menos comigo.

Os porteiros da escola já deviam saber que a louca que chegava em cima da hora e ainda dava sermão na entrada era eu. Ele chegava comigo, e estávamos atrasados, mas eu fiz de tudo para que isso não acontecesse, só que ele não me ouviu. E eu dei sermão sim, porque estou cansada de ser a mãe que nunca chega no horário.

Um dia ele esqueceu os óculos. A professora mandou um bilhete me pedindo para lembrá-lo. Professora, estou ciente, mas sou louca e, mesmo morando a duas quadras daí, não vou entregá-los na portaria. Ele vai ter que se virar para entender que essa responsabilidade, e muitas outras, não são minhas. Se faltar algum material escolar, foi porque ele esqueceu. A responsabilidade por conferir o material da mochila é dele. Sabe essa mãe que não passa a mão na cabeça do filho? Essa louca sou eu!

Swing das meias

Definitivamente as meias não são criaturas monogâmicas. Elas não são como as araras, os cisnes ou os pinguins imperadores que escolhem seu par e com eles ficam até a morte. No swing das meias, elas não aceitam passar a vida com seus pares.

Meias até ficam tranquilas por um tempo, enquanto estão na loja, ou até o primeiro uso. Depois disso entram na máquina de lavar.

A máquina de lavar roupas é a casa de swing das meias. Se misturam, ficam ali chacoalhando, experimentando coisas novas. E aí, minha filha, quando saem do enxague e entram na centrifugação, não querem mais voltar para o seu par original!

Muitas delas aproveitam esse momento e entram em alguma espécie de portal que surge quando a máquina gira muito rápido. Fogem com seus novos parceiros, abandonando o par original. Desaparecem para sempre.

Certeza de que você já ouvir alguém dizendo: "Eu tô meia louca!". Pois é, é essa meia aí! Fazendo sexo na lavanderia, enlouquecida com a chacoalhada da máquina de lavar.

Os pares abandonados saem da máquina desnorteados e necessitando de anos de terapia. Ficam assim, avulsos, largados e sem uso, precisam aprender a lidar com a solidão, ou convencer outra, que está na mesma situação, que podem se misturar e encontrar a felicidade de outro jeito.

Eu, enquanto dona de casa, esposa e mãe, fico aqui sem entender nada, viajando, pensando em teorias mirabolantes que expliquem o misterioso desaparecimento das meias.

Já pensei que os pés desaparecidos podem ser levados por Sacis, mas por aqui não tem nenhum bambuzal. Talvez seja uma teoria válida para a zona rural. Na cidade não, ainda mais numa cidade tão grande. Certamente por aqui, rola mesmo o swing das meias.

Acredito, inclusive, que as tampas das vasilhas estão aprendendo com elas e entrando na mesma onda! Mas o trauma das vasilhas é maior, dificilmente conseguem encontrar um novo par, pois existe a questão do encaixe, se não encaixa, não dá liga, não tem química. Vasilhas sofrem mais que meias.

São Paulo

No meio de 2016 eu resolvi que iria me mudar para São Paulo. Eu não estava cabendo em BH. Sofrendo com a depressão, com marido de fim de semana, aquela vida não me pertencia mais.

Alexandre estava aqui há quase dois anos, sem perspectiva de voltar, mas com um apego enorme. Ele ainda queria poder dizer que morava em Belo Horizonte.

Decidi, vim e não me arrependi.

Quando a gente muda de cidade é natural que sinta falta de um monte de coisas, mudar dá trabalho. É muita novidade. Vim para cá sem muitas referências, apenas algumas amigas, a escola do Felipe e o trabalho do marido. Sem referência de profissionais de saúde, lugares, nada.

Dei uma sorte danada de ter escolhido um prédio com uma vizinhança maravilhosa e acolhedora. Com crianças que se tornaram grandes amigas do Felipe.

Tive a sorte de fazer novas amizades porque estava aberta para isso. Tive a sorte de ter amigas vindo morar aqui também.

Já conheço muito dessa cidade. Conhecemos a maioria dos cartões postais. A oferta de lazer, cultura e gastronomia aqui são infinitas. A lista de lugares para conhecer nunca termina.

Eu estou feliz, Felipe está feliz. Estarmos os três juntos era necessário.

Nunca parei para pensar se vou ficar por aqui para o resto da vida ou se vamos para outra cidade em outro momento. O que importa é hoje. E hoje estamos onde temos que estar.

A vida da dona de casa

Quando vim pra São Paulo escolhi não ter mais uma empregada doméstica. Simei ficou comigo por sete anos em BH, foi maravilhosa! Mas era hora de mudar o estilo de vida. Não é possível que três pessoas não consigam manter a casa limpa e organizada. Bem, é possível sim, de vez em quando isso aqui vira um caos, mas a gente resolve.

Eu vi que seria incoerente tentar criar um filho feminista tendo uma mulher em casa fazendo todo o trabalho. Exemplo começa dentro da porta para dentro.

Meu marido morou sozinho por muito tempo, então ele sabe muito bem que a roupa suja não aparece limpa no armário num passe de mágica. Que a louça não é auto limpante, que banheiro precisa ser limpo.

Se cada uma faz a sua parte a coisa funciona. Hoje eu faço almoço todo dia e, naquele dia que não estou muito a fim, almoço na rua. Tenho feito um esforço pra cozinhar porque Felipe come muito melhor em casa.

Eu não passo roupa nem amarrada pelas trompas (o meio ambiente agradece, e minha conta de energia também), tiro a roupa da máquina e coloco para secar de um jeito que seque menos amassada. Camisas masculinas, ele passa, e o ferro só é usado para essas peças.

Fico vendo uns maridos reclamando de meses sem sexo, certeza que nunca mandou uma foto tirando roupa lavada da máquina para a esposa. Isso é melhor que a dança do acasalamento, vai por mim!

Comprei um robô aspirador para limpar o chão, assim eu só uso a vassoura para me locomover mesmo, moro no 18º andar pra facilitar a decolagem. O robô é ótimo, programo os dias que ele vai limpar pelo App no celular.

Felipe tem que manter o quarto arrumado, de vez em

quando abro a porta e entro em Nárnia, mas é assim mesmo. Ele também tem que dar comida pra gata, limpar a caixa de areia, preparar o lanche que vai levar pra escola, guardar as roupas limpas dele no armário.

Mala de viagem cada um faz e desfaz a sua.

Minha casa não fica impecável como ficava quando a Simei trabalhava para a gente, mas eu consigo equilibrar para ter tempo para mim. E quando todo mundo faz, ninguém reclama do que não está feito porque sabe o trabalho que dá.

Não estou dizendo que é fácil! Mas que é possível.

Tudo passa

Tem dia que é bem difícil sair da cama. A vontade mesmo é me enterrar dentro do colchão. Nessas horas a gente tem que respirar. E prestar atenção na respiração.

No ar entrando e saindo. Ir relaxando. No início a vontade é de não respirar. Parece que o esforço para isso é grande demais. Mas respira. Inspira. Expira. Calma. Tudo vai melhorando.

Sai da cama. Prepara o café.

Arruma a casa, foca a atenção em coisas simples como pendurar roupa no varal. Lava louças. Prepara o almoço.

As horas passam e aquela nuvenzinha negra se dissipa.

Conversa com alguém, desembola mais um assunto e segue.

Fala com outra pessoa e chora. Putz, a vida dela está foda! O que eu posso fazer para ajudar?

O dia vai ficando leve e as horas já não estão se arrastando. Então tudo passou e você já está dando gargalhadas com um meme qualquer. E a vida segue...

(In)coerência

Não é de hoje que esse azul para menino e rosa para menina me incomodam. E não é só em relação às cores, convenhamos.

Chá Revelação do sexo do bebê usa o azul para menino, rosa para menina.

E quando eu fui fazer o enxoval do meu Felipe foi muito difícil fugir do azul. Fiz malabarismo porque tudo é ou rosa ou azul. Mercado vende o que as pessoas procuram.

No nosso grupo foram incontáveis os posts pedindo opinião sobre deixar o filho de 8, 10 anos furar a orelha. As pessoas furam as orelhas da filha quando ela nasce, são as mesmas que acham que é muito cedo para o menino querer furar a própria orelha aos 8 anos. E as mesmas que acham um absurdo falar que menino usa azul e menina usa rosa.

E quem nunca usou uma dessas hashtags #meumundoazul ou #meumundorosa que atire a primeira pedra.

A maioria das meninas faz aula de balé e os meninos fazem futebol.

99% das vezes que saio com Felipe ele é confundido com menina porque tem o cabelo grande. Ele pode estar usando paletó xadrez com bigode e chapéu na festa junina, se o cabelo é grande, as pessoas têm certeza de que é menina.

Porque meninas têm cabelo comprido e meninos têm cabelo curto.

Sejamos coerentes! Falar é fácil: "filhx vai ser o que elx quiser" funciona na teoria, mas você anda mesmo praticando?

O furo

"Meu filho tem x anos e quer furar a orelha. Não deixei, ele é muito novo para tomar essa decisão."

Toda vez que eu escuto isso fico me perguntando: "Será que o pênis do menino cai se ele furar a orelha? Por que ele seria muito novo para tomar essa decisão? Mas a irmã dele não tem a orelha furada desde que nasceu? Não era muito cedo para ela tomar essa decisão? Ah, verdade, ela não tomou essa decisão, tomaram por ela."

O menino não, ele tem que decidir e tem que ter idade para isso. Como se a decisão sobre furar a orelha fosse uma decisão sobre a própria sexualidade.

Furo é coisa de mulher. Ela só não pode querer dar esse furo.

CAPÍTULO 12

DEPRESSÃO

Estar com depressão

Descobri que tudo aquilo que eu vinha sentindo nos últimos tempos tinha um nome: depressão. Não sei como foi que ela chegou, se foi de uma vez, ou se veio devagar e eu não percebi. Não sei se eu estava assim há dias, meses ou anos. Mas houve um momento em que descobri que eu havia me tornado uma sombra de mim mesma.

Procurei ajuda, comecei a fazer acupuntura, melhorou, mas não foi suficiente. Eu não dormia bem há meses, anos. Menos de seis horas por noite, às vezes bem menos. Sempre precisei de oito ou mais. Acordava todas as noites pouco depois das três da manhã e só conseguia voltar a dormir em torno das cinco. Comecei a anotar o que eu estava sentido para conseguir ter mais consciência do que se passava comigo naqueles momentos.

Sentia falta de ar, muita falta de ar, uma angústia sem fim. Queria mesmo que o mundo acabasse. Sim, eu desejava mesmo que isso acontecesse. Seria um alívio, uma libertação. Tinha taquicardia, crise de ansiedade. Cheguei a ter medo de sair de casa. Perdi a fé na vida, deixei de acreditar nas pessoas. Fiquei com preguiça de viver, mas pensava no meu filho e que ele não merecia ter uma mãe se sentindo assim.

Pensar nas pessoas, na forma como a humanidade vem seguindo, com tanta desigualdade, tanto egoísmo, tudo isso acabava me deixando pior. Eu não acreditava que fosse algo solucionável, sentia um buraco na alma.

Mesmo não gostando muito da ideia, fui a um psiquiatra, comecei a tomar remédios. Não acredito em remédios, acredito em tratar as causas e não as consequências dos problemas físicos e emocionais. Ao contrário da maioria das pessoas, eu sei. Me julgue, mas eu realmente acredito em outros processos. Apesar disso, segui conselhos e fiz, estou fazendo acompanhamento há pouco mais de um mês, confio. Meu corpo precisa.

Contei para as pessoas, não é vergonha nenhuma, pelo contrário, é preciso coragem para estar com depressão e continuar vivendo e fazendo tudo o que você precisa fazer todos os dias. Engraçado ouvir certos comentários como "você parecia tão forte", como se isso fosse uma fraqueza. Não, não é. Porque é preciso ter o dobro da força para sair da cama todos os dias e seguir com a vida quando se está com depressão.

Quando contei, descobri que, dezenas de outras mães estavam passando ou já haviam passado, por ela. De onde surge esse vazio no meio de uma vida tão cheia, tão sem tempo? O que acontece para ficarmos assim, perdendo a fé e a esperança e vivendo no automático? Não sei as respostas, mas sei o quanto é importante ficarmos atentas aos sinais e procurarmos ajuda. Nossos filhos precisam de mães felizes e saudáveis por muito tempo, e nós merecemos estar bem por nós mesmas! Não estamos aqui para viver uma vida em preto e branco vamos recuperar nossas cores!

Hoje estou tomando um antidepressivo e testando um segundo, e ainda tomo um remédio para ajudar a ter um sono mais tranquilo, confesso, por minha conta, nem toda noite tenho tomado esse remédio e tenho conseguido dormir bem sem ele. Tenho meditado antes de dormir, tenho esvaziado algumas caixas. Ainda não estou muito conformada em tomar os medicamentos, mas sigo com eles. Seja como for, me ajudaram a sair daquele buraco onde eu havia me enfiado.

De toda a ajuda que eu tive, uma realmente mudou algo na minha mente, foi uma coisa que a Lívia, que é psicóloga, me falou sobre o que leva as pessoas a entrar em depressão. O que ela me disse me fez pensar, me fez enxergar que, há muito tempo, eu não tinha mais sonhos. Então vi que, em algum momento, eu tinha renunciado a todos os sonhos que já havia tido. Deixei-os de lado. Não queria mais nada. Estava vivendo a vida para os outros e não para mim. Foi aí que tive certeza do que eu precisava fazer, é simples, eu só preciso voltar a sonhar.

As aparências enganam

No auge dessa minha crise de depressão, poucos dias depois de eu ter tido um surto e só chorar, tinha evento marcado. Seria a primeira balada só para mães, eu estava organizando há muito tempo. Tinha mais de trezentos ingressos vendidos, eu não podia deixar de ir.

E eu fui tentando parecer bem quando o que eu queria era ter ficado em casa, sendo engolida pela minha cama.

Eu tinha pânico de sair de casa. Ficava sem ar. Tinha taquicardia.

Todas as noites eu acordava às 3 da manhã e não conseguir mais dormir.

A vontade de não viver era muito maior que a vontade de viver.

Lá, entre todas aquelas mulheres animadas, eu fingi que estava tudo bem. Eu sorri e abracei todo mundo. Dancei. Fiz pose para fotos. Ninguém notou que eu não estava bem.

Luísa

Ela não estava bem. Havia me enviado uma mensagem pela manhã, só vi horas depois. Já era noite. Respondi.

Ela só chorava. Sozinha dentro no carro no meio de um estacionamento.

Só chorava.

Um choro de desespero.

Choro de quem não suporta mais.

Estava ali no carro. Não conseguia sair.

Não suportava a dor.

Queria morrer, eu sabia.

Eu queria ter as palavras certas para dizer naquela hora. Eu sabia como ela se sentia.

Eu entendo você.

Respire. Sinta o ar entrando e saindo. Respire.

Fui conversando calmamente. Perguntando onde ela estava. Se tinha algum compromisso.

Enviei um áudio com a oração original do Ho`oponopono. Pedi para ela ouvir.

Enquanto isso conversei com uma amiga em comum que estava na mesma cidade. Foram ao estacionamento resgatá-la.

A levaram para casa.

Mais um recomeço.

Sua vida vale muito.

Elizabeth

Uma mulher incrível.

Cuidava de outras mulheres fortalecendo e apoiando o empreendedorismo feminino.

Impulsionava carreiras.

Tão forte. Tão inteligente.

Mãe.

Por dentro era só dor.

Entrou na banheira.

Abriu a torneira e sentiu a dor sair...

CAPÍTULO 13

CASAMENTO

Bárbara

Bom marido, bom pai. Ela tinha um emprego legal. Abriram conta conjunta para que ele pudesse administrar as finanças do casal, afinal ele era melhor com números.

Ela nunca conferiu os extratos bancários, os investimentos. Nunca se preocupou se os boletos estavam quitados. Confiou.

Assinou todos os papéis que ele pediu sem ler.

Ele sabia o que estava fazendo.

Se preocupava em cuidar dos filhos, ir às reuniões da escola, levar nas consultas médicas.

Deixou o emprego para se dedicar à família, afinal, não ganhava tão bem assim.

Cuidou das crianças. Fez academia. Fez dieta. Fez procedimentos estéticos. Envelheceu.

Se assustou quando ele pediu o divórcio. Ela fez tudo como ele pediu.

Mas ele já tinha outra, com a metade da sua idade.

Eram casados com comunhão de bens. Construíram um patrimônio juntos. Ficaria bem financeiramente.

Nada. Ela não tinha nada além de dívidas.

Assinou papéis passando seus bens para o nome de outras pessoas. Assinou pedidos de empréstimo.

Foi descartada. Precisou catar migalhas. Brigar por pensão. Não servia mais para ele. Passou do ponto. Viveu a violência patrimonial sem se dar conta.

Cláudia

Vivia sendo agredida e ameaçada. Engravidou e fugiu de casa grávida. Foi para a casa dos pais, mas ele os convenceu de que havia fugido por causa dos hormônios da gravidez.

Acreditando nele, seus pais a levaram de volta.

Ele é simpático, educado, parece carinhoso para quem vê de fora.

Ela seguiu convivendo todo o tipo de violência.

"Você é minha. Se sair de novo sabe o que vai acontecer!"

A filha nasceu. Conseguiu fugir com ela com a ajuda de vizinhos que a viram saindo de casa de madrugada com a bebê e uma mochila com algumas roupas em direção ao carro.

É preciso meter a colher.

Precisou vender o carro. Andar com seguranças.

Hoje ele está enquadrado em três artigos da Lei Maria da Penha, mas não se sente protegida o tempo todo. Estuda e trabalha. Cria sua filha.

Tem pânico de um novo relacionamento. Como voltar a confiar em alguém?

Ele continua livre, bonito e sedutor. PHD em violência psicológica.

Luísa

Ele parecia tão legal.

Viagens, festas, amigos animados.

Dinheiro.

Quem tem o dinheiro tem o poder de escolha.

O filme na locadora. O roteiro da viagem. A escolha era sempre dele.

Quando ele não escolheu, passou o filme inteiro reclamando que era ruim.

Gostava de fazer sexo e aliviar suas tensões.

Não importava se ela estava dormindo, acordada, bêbada, inconsciente...

Uma vez consentido, direito adquirido. Como quando se

compra uma boneca inflável.

Homens têm suas necessidades.

Chegou a praticar sexo anal sem consentimento porque ela havia esquecido de tomar a pílula.

Mulher é troféu.

Adorava dizer: ela é minha.

E ela, que parecia tão resolvida, tão independente e segura.

Como não percebia?

Demorou, mas o dia chegou.

Se ela não queria era estupro. Violência sexual aplicada com sutileza.

Adeus.

Ninguém entendeu seu sorriso e sua alegria depois daquele fim.

Era o sorriso de quem se libertou de uma prisão que ninguém via.

Madalena

Madalena foi criada para ser uma boa esposa, mãe e dona de casa. Estudou, mas era apenas um detalhe, mulher não precisa ter muito estudo.

Se casou com o primeiro namorado. Virgem. Teve filhos, se dedicou à casa, ao marido, às crianças. Foi uma mãe muito protetora.

O marido era ótimo. Trabalhava muito, eles tinham uma vida tranquila. Ele a levava onde ela precisasse ir, supermercado, salão de beleza. As contas da casa também eram responsabilidade dele. Ele tinha uma loja, mas ela nunca tomou conhecimento sobre os negócios.

Um dia um amigo de quem havia se afastado o encontrou por acaso na tal loja. Passaram a se encontrar com frequência relembrando o passado. A esposa achou normal, homens tem amigos. Até um o dia que o marido mandou uma mensagem para ela por engano.

Achou que ele tinha outra. Não poderia imaginar. Mas não podia fazer nada, homem tem suas necessidades. Manteve o casamento e o silêncio. Achou que era caso passageiro. Até o dia que ele morreu e ela descobriu um seguro de vida em nome do amigo. A outra era ele.

Gabriela

Ela estava com um bebê de cinco meses em casa. Estava aprendendo a ser mãe. Não estava trabalhando, cuidava do filho, da casa e cursava o último período na faculdade. Sua vida de comercial de margarina estava se desfazendo. Se sentia cansada o tempo todo. Ninguém entendia como poderia ficar cansada se estava em casa com o bebê, sem fazer nada.

Notou que o comportamento do seu marido estava mudando. Sempre tão amoroso e delicado, estava sempre irritado, cansado, chegando tarde em casa, perdendo a paciência com tudo. Estava distante.

Leu muitas coisas e decidiu que era normal, que os casais têm seus altos e baixos e seguiu vivendo. Até o dia que recebeu uma ligação. A mulher do outro lado da linha disse que seu marido estava apaixonado por ela e não tinha coragem de contar por causa do bebê. Ele ia falar a qualquer momento e a outra, muito gentil, queria que ela estivesse preparada.

Passou a noite pensando. Analisando tudo para descobrir o que queria de verdade. Que atitude deveria tomar. Se fez várias perguntas e respondeu todas elas.

Amava seu marido. Acreditava que era recíproco. Não queria fazer barraco, drama não era a cara dela. Também não queria jogar fora tudo o que haviam construído até aquele momento. E sabia que merecia lealdade e sinceridade. E isso era mais importante que fidelidade.

Não colocou seu filho no pacote. Seria capaz de cuidar e viver por ele com ou sem marido. A questão era entre o casal. Era sobre os sentimentos de ambos. Era sobre amor e nada mais.

Amor também era liberdade, se um dos dois não ama a vida precisa seguir com respeito, sem impor nenhum tipo de sofrimento.

Esperou por dois dias. Dois dias muito quieta e muito calma, sendo a mulher mais amorosa do mundo. Esperava que ele contasse para ela o que estava acontecendo sem que ela precisasse pressioná-lo. Ele não disse nada. Isso a levou a acreditar que ele não queria deixá-la. Ou estava se sentindo confortável daquela forma. Ou tinha medo.

Não bisbilhotou o celular dele. Não leu os e-mails nem quando ele esqueceu o laptop aberto. Não checou a fatura do cartão de crédito nem o extrato bancário. Apenas esperou.

Naquela tarde de sábado ele recebeu uma mensagem no celular e pediu que ela lesse.

"Faltam dois dias para estarmos juntos."

Ele tinha uma viagem de trabalho e ficaria uma semana fora. Ela saiu do quarto. Ele a seguiu até a sala. O bebê dormia no quarto. Ela, calma e serena na sala, sugeriu que eles tivessem uma conversa adulta. Então fez a ele todas aquelas perguntas que havia feito a si mesmo dias antes. E ele respondeu exatamente como ela esperava.

Lealdade era a essência do amor para ela, por isso ela esperava respostas honestas. Não queria respostas idiotas e lacônicas do tipo: estou confuso. Ele precisava decidir. Ou sair e viver uma aventura deixando tudo para trás, ou consertar as coisas de coração.

Para que ele tivesse tempo de pensar ela saiu de casa. Caminhou dezessete quarteirões, se sentou numa praça e enviou uma mensagem para sua sócia do celular do marido pedindo que a encontrasse na praça.

Quando sua sócia chegou contou que foi ela quem mandou a mensagem, que elas precisavam conversar porque isso seria libertador para ambas. Todo mundo ganha com a verdade.

Disse que sempre faria questão de ter o pai presente na vida do filho. Que torcia para que ele a escolhesse e que pudessem seguir com a vida que sempre sonharam. Disse que essas coisas acontecem e que não havia culpados, todos mereciam ser felizes.

A outra disse que sempre a invejou, que queria a vida que eles tinham e que se separou do marido para investir no dela. Nesse momento ela decidiu que não iria renunciar a nada, a não ser que seu marido não a amasse mais.

Quando voltou para casa contou tudo o que havia acontecido. Ele incrédulo. Entregou um bilhete para ele e foi dormir.

"*Meu amor,*

Não estou julgando você, por incrível que pareça, não estou julgando mesmo, estou tentando entender, tentando organizar meus pensamentos de uma forma que as minhas atitudes sejam condizentes com as coisas que falo: que o amor é mais forte do que tudo, que a lealdade é mais importante que a fidelidade, e que o nosso casamento é uma coisa muito sólida.

Estas coisas eu digo sempre quando a conversa é sobre traição, e pense bem... Traição é uma palavra duríssima. Não gosto dessa palavra.

Considero traição o ato de esquecer as pessoas que te amam, e pelo visto você não me esqueceu, então menos mal.

Considero que você não traiu a mim, mais a você mesmo e as coisas que você com tanto amor me ensinou na vida, a mim você decepcionou, e muito.

Mas isso também não é de todo sua culpa, porque você é um homem, apenas o homem que eu amo, com todas as suas virtudes e defeitos.

Além do mais, traição precisa envolver sentimentos e você me disse que seus sentimentos estão comigo."

O amor é exatamente isso, sermos capazes de entender as fraquezas da mesma forma que admiramos as virtudes.

Quando acordou no domingo ele não estava em casa. Foi a manhã mais triste de sua vida. Imaginou coisas horríveis, o tempo parou.

Então ele voltou e disse:

"Eu te amo hoje mais do que nunca te amei na vida, porque te amo e te admiro, porque nunca vou encontrar ninguém como você e se eu tiver a oportunidade de apagar do seu coração essa mágoa, vou fazer de você a mulher mais feliz deste mundo. Me apaixonei por você no dia em que te vi pela primeira vez e agora me apaixonei de novo. Existe amor à segunda vista?"

Ela se sentiu feliz e grata. Eles passaram horas sentados no chão, chorando, se beijando, lembrando, chorando e pensando como seria se refazer daquilo tudo. Decidiram que iriam envelhecer juntos.

Alexandre

Foi crush, ship, amigo, namorado, peguete, bônus fuck e, tanto fez, que acabou sendo promovido à categoria bom marido. Um casamento a gente constrói todos os dias. Sempre fazemos ajustes. Sempre nos admiramos. Sempre tomamos decisões juntos. Sempre dividimos as responsabilidades.

Nosso maior desafio foi a transição de casal sem filhos

para casal com filhos. Um filho muda tudo e, se a gente não está muito alinhado, a coisa desanda.

Somos boas escolhas um para o outro. Ele me apoia, ele me dá força. Ele entende meu ativismo. Também acha importante a representatividade.

Marido que não é órgão de censura. Não veta meus posts, nem minhas roupas ou meu corte de cabelo. Que divide as tarefas domésticas e troca o chuveiro.

Para quem não sonhava com casamento, eu estou pagando língua muito bem! Mas soube escolher meu companheiro de vida. Sonhos e planos para o futuro são muitos, e ele aparece em todos eles.

Seria impossível para uma mulher como eu passar uma vida com alguém que não tivesse os mesmos princípios. Que não me respeitasse e não fosse companheiro.

Ele é melhor que eu em muitas coisas, começando por escolher presentes e fazer surpresas. Passar roupas, acordar cedo, nadar, ou fazer qualquer esporte. Só não ganha de mim no alongamento. Mas isso aqui não é uma disputa, é uma parceria que dá certo.

Casamento é bom

Gosto de estar casada, meu marido é ótimo. Mas é cada treta bizarra que a gente vê! Não tem como não dar esse conselho. Está pensando em se casar?

Repense! Homem quer a senha do seu celular? Repense! O cara acha que você tem que informá-lo sobre todos os seus passos e pedir autorização para tudo? Repense!

Você ganha bem, mas ele quer gerenciar o seu dinheiro porque ele sabe fazer isso melhor que você? Repense! Há males que vê para males mesmo! Casamento é bom, mas podendo evitar...

CAPÍTULO 14

SOBRECARGA MATERNA

"Ser mãe é pensar em fugir e, no plano de fuga, incluir os filhos que eram o motivo da fuga."
Fernanda Miranda

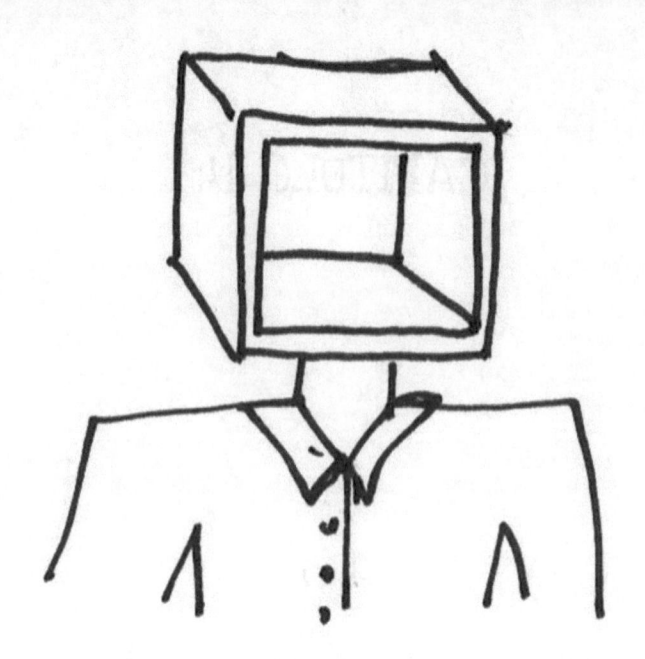

Padecendo na caixa do nada

Um vídeo do Pastor Cláudio fez muito sucesso entre nós. Ele fala que o cérebro do homem é compartimentado em pequenas caixas e, por isso só conseguem fazer uma coisa de cada vez. Tem a caixa da mulher, a caixa filho, a caixa do dinheiro, a caixa do trabalho.

Eles abrem uma caixa de cada vez, resolvem aquele assunto, fecham a caixa, guardam e abrem outra para resolver outro assunto. Já o cérebro feminino, segundo ele, é um monte de fios desencapados que tem uma grande força capaz de lembrar e fazer tudo ao mesmo tempo.

Uma das caixas do homem é a caixa do nada, segundo o pastor. Essa caixa, quando aberta, deixa os homens em um estado de transe. Eles desligam.

A caixa do nada nos irrita, seria muito engraçado se não fosse trágico, porque os casos ilustram exatamente tudo o que acarreta a carga mental materna.

Receita médica

Mãe chega do pediatra com o bebê e pede ao marido para ir à farmácia comprar as coisas que a médica prescreveu. Na receita tem:

1. Leite materno em livre demanda
2. Colickids
3. Vitamina D

Chegando à farmácia o marido liga para ela:
- Amor, não entendi o primeiro item, o do leite materno!
- Meu bem, esse é produção própria. Eu mesma fabrico!

Calcinha pós-parto

A calcinha pós-parto vai parar na gaveta do marido por engano. A esposa só soube do fato quando ele estava passando as roupas da casa, pegou a calcinha e disse: "Nunca mais uso essa cueca, ela me incomodou muito!"

Bolsa

O casal havia acabado de se mudar, ainda havia coisas encaixotadas. A esposa no nono mês de gestação acorda de madrugada. A bolsa havia rompido.

Ela acorda o marido:

"Amor, a minha bolsa!"

E ele responde:

"A caixa com as suas bolsas está lá na varanda".

Se vira para o lado e volta a dormir.

Forças ocultas

Márcia chega do almoço de domingo e o marido diz que vai cochilar. Ela resolver aproveitar o tempo para fazer uma hidratação no cabelo. Pega uma folha de babosa, um prato, uma faca, uma colher, creme, ascende um incenso na varanda, serve uma Amarula com gelo, liga uma música...

Marido pergunta o que ela vai fazer. Ela responde:

"Ah... vou fazer uma macumba pra ficar mais bonita... Quer me ajudar?"

Eu não! Não gosto dessas coisas e acho um absurdo você fazer macumba aqui em casa!

Cinema

Ela ganhou ingressos para uma pré-estreia no cinema, mas já tinha compromisso no horário, passou os ingressos para o marido levar os filhos. Explicou tudo, horário, local. Repetiu mil vezes até ele apelar.

Dez minutos antes da sessão começar ele liga para ela, de outro cinema para confirmar se não era lá. Ela diz que não, explica tudo outra vez e volta para o seu compromisso.

Após o cinema eles se encontram e ela descobre que ele não foi à pré-estreia. Chegou no cinema errado, uma pessoa o cumprimentou se apresentando com a mãe do Luís Felipe, ele se apresentou como o pai das duas crianças, pegou pipoca para os três e foi assistir ao filme da festa de aniversário no cinema achando que a pré-estreia era lá! Só ligou para ela para confirmar porque não encontrou ninguém conhecido.

Mensagem

Ela estava no aniversário de uma amiga e o marido foi buscar as crianças. Ela manda uma mensagem para ele perguntando se devia encontrá-los em casa ou na casa da mãe dela. Ele responde: OK.

"Ok não é resposta. Leia a pergunta."

E a resposta? "SIM"

Por fim ele lê a pergunta e responde que a encontra na casa da mãe.

Chegando à casa da sogra ele não vê o carro na garagem, não liga para sogra, não toca o interfone. Liga para esposa e pergunta:

"Sua mãe está em casa?"

Troca de fralda

Bebê recém-nascido, fralda trocada pelo papai, a mãe vai conferir se ele colocou direitinho e percebe que o bebê está usando absorvente feminino.

Nutella

A mãe toda orgulhosa, seu filho só toma leite puro.

No café da manhã o pai pede para a criança deixá-lo colocar achocolatado no leite com o argumento de ficar muito mais gostoso.

Dias depois, o menino tomando leite com achocolatado, já não quer mais leite puro e o pai:

"Filho, deixa eu colocar isso no seu leite, vai ficar muito mais gosto!" e manda Nutella no leite com achocolatado do menino.

Xarope

Mãe liga para o marido e pede para ele comprar o xarope que a médica receitou para a alergia do filho. Minutos depois o filho mais velho liga para a mãe no trabalho:

"Mãe, o pai pode dar uma colher de pomada para o meu irmão comer? Ele disse que não achou xarope, mas estou achando estranho!"

A fada azul

Um dia a mãe se sente exausta. Se pudesse dormiria o dia todo. Cansa ter que que pensar em tudo o tempo todo. Almoço, escola, material escolar, matrícula, programação de férias, lanche, separar roupas que não servem mais, pensar para quem vai doar as roupas, conferir se a cria escovou os dentes, marcar dentista, pediatra, psicóloga, fazer exames de controle, marcar consultas, saber onde a sunga está guardada, ou ter que ir até a lavanderia para achar a camisa do uniforme. E saber onde cada objeto da casa está guardado porque geralmente os homens têm muita dificuldade em procurar e achar.

E ainda achar tempo para fazer atividade física, ir ao salão, fazer uns procedimentos estéticos em busca da juventude eterna, como se fosse pecado envelhecer.

Mãe sabe onde tudo está guardado. Mãe sabe o nome da professora, as datas das provas, o dia da reunião de pais. Mãe sabe a causa do mau humor do filho. Mãe sabe qual remédio dar para baixar a febre.

Mãe se preocupa em estar de unhas feitas, cabelo escovado e pintado, em cima do salto, indo trabalhar depois de deixar o filho na escola. Ainda arruma tempo para ler uns livros sobre disciplina positiva e fazer meditação.

E, no fim das contas, parece que a gente não faz nada! Especialmente se a gente não trabalha fora.

Aprendemos que mulher dá conta de ser multitarefas. Que mulher dá conta de fazer cinco coisas ao mesmo tempo. Nós compramos esse estilo de vida inviável. Nós nunca falamos não! Sempre damos um jeito de fazer o que parece impossível.

Seguimos fazendo um esforço enorme para ser boa mãe, boa profissional, boa esposa e ainda estar produzida, bem cuidada, porque "mulher desleixada é o fim". O resultado disso é essa exaustão.

A gente fica com a impressão que nós mudamos, mas o mundo não acompanhou. Que os homens estão uma geração atrasados em relação às mulheres. Então além de todas as tarefas que já temos, ainda precisamos delegar tarefas para os outros para que eles façam sua parte.

A solução está em nós. Aprender a dizer não. A deixar para depois. Acoplar uma caixa do nada ao nosso cérebro.

Eu estou aprendendo a cobrar menos de mim. Minha casa não precisa estar impecável, minhas unhas não precisam estar pintadas, meu cabelo fica bonito grisalho, sim! Meu filho pode arrumar o próprio quarto e guardar as próprias roupas. Cada um pode lavar as vasilhas que usou.

Além da caixa do nada existe uma Fada Azul que termina todo o trabalho que está incompleto, que anda pela casa guardando tudo que está fora do lugar.

Sabe quando você vai até a cozinha e, no caminho pega copos e utensílios que ficaram pela casa? Quando chega na cozinha e a louça está lavada, mas a pia vazia está imunda? Ou quando você chega no quarto do bebê e a fralda foi trocada, mas a fralda suja ficou em cima da cômoda. Tem dia que eu dou férias para a fada que faz essas tarefas e só eu noto o que está por fazer.

Momcation: sem marido e filhos

Só me dei conta do peso da carga mental diária sendo mãe quando, pela primeira vez em dez anos, meu marido e meu filho viajaram e eu fiquei. Depois até descobri que essas férias têm nome: momcation (mom + vacation) e tem sido recomendada por psicólogos.

Confesso que até algumas horas depois deles saírem

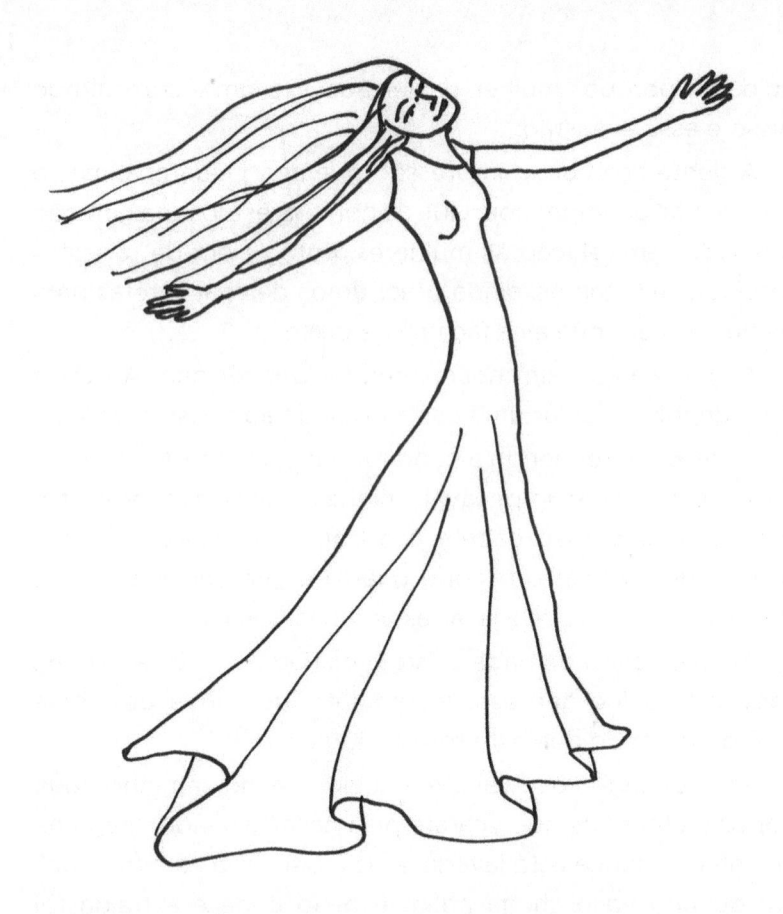

para pegar o voo eu ainda estava chateada por não poder ir. Comecei a arrumar a casa, me lembrei que precisava almoçar. Sozinha. Não precisava fazer comida, poderia ir comer em qualquer lugar sem pedir opinião para ninguém. Nem quis chamar uma amiga para me fazer companhia, porque teria que definir lugar e horário.

Nunca tinha me sentido confortável fazendo coisas assim sozinha, tipo ir almoçar num restaurante ou ir ao cinema. Estava certa de que ia ficar em casa fazendo maratona de uma série qualquer na TV.

Caminhei até um lugar onde estava acontecendo um evento sobre câncer de mama, era outubro, semana das crianças. Almocei e fui fazer aula de automaquiagem para pacientes oncológicas, participei do bate-papo sobre maternidade e câncer de mama. Conheci pessoas muito legais que também passaram pela experiência do diagnóstico e tratamento. Troquei experiências. No dia seguinte, a mesma coisa, almocei sozinha, procurei atividades culturais, assisti show de jazz, caminhei vendo o movimento da rua.

Dias comprometida comigo. A maior pausa que tive da tarefa de ser mãe em 10 anos. Claro que conversamos por vídeo todos os dias, mas sem aquela carga de ter hora pra sair, pra voltar, pra lembrar de escovar dentes, ou avisar que tá na hora de dormir, ou me preocupar se almoçou bem, se fez a tarefa... Aquela carga mental que ninguém vê, mas que suga nossas energias. Preciso fazer isso mais vezes!

Imersão na paternidade

Em dezembro de 2019 veio outra constatação libertadora. Nossa semana viajando de férias, marido, filho e eu. Sem hora marcada para nada. Só fazendo passeios. Sem ter que pensar no café da manhã, porque já tinha tudo pronto no hotel. Sem hora para almoçar ou jantar. Para mim estava uma maravilha, mas para o marido...

Ele é um paizão, mas sai de casa cedo e volta à noite. Não acompanha nossa rotina. Nada como uma imersão na paternidade 24 horas por dia para vir aquele choque de realidade. Mesmo que seja a versão light da coisa. Confesso que sinto um prazer sádico quando o vejo sentindo na pele o que eu sinto todos os dias.

A gente conta, mas eles não têm muita noção da dimensão do que é a rotina. Não dá para imaginar como uma tarefa de casa de uma página pode levar duas horas para ficar pronta. Ou como pode demorar mais de 30 minutos entre o tempo que você chama para sair para um compromisso e você conseguir de casa com a criança.

Ou como foi que, até hoje, a criança não entende que existe um tempo entre sair de casa e chegar ao compromisso e que o elevador do prédio não tem um sistema de teletransporte que te leva de casa para o endereço do dentista com o apertar de um botão.

Tem muito pai que, depois de alguns dias de férias com a família, fica louco para voltar ao trabalho para descansar. Rotina em família cansa, cansa muito!

Por mais que a gente tente equilibrar a balança da parentalidade, ela sempre acaba pesando para o lado da mãe, salvo raras exceções. "Você sempre será julgada um nível acima" – fala da personagem de Laura Dern, de História de um Casamento. Cabe a nós procurar soluções para equilibrar essa equação. Acredito que o caminho começa por nos livrarmos da culpa que nasce junto com o filho. Ter mais tempo para nós, para o autocuidado. Delegar. Eu sei que é muito difícil, mas precisamos de "momcation". Nossa saúde mental agradece!

Pai descendo do paraíso

Um casal decide ter um filho, a mulher engravida, durante 40 semanas carrega o bebê no seu ventre. Uma outra vida dentro dela, se alimentando dela. O homem é um espectador assistindo a barriga crescer. A mulher tem enjoos, gases, azia, edemas, fica sem posição para dormir, ganha peso. Quando chega a hora ela entra em trabalho de parto, sente as dores das contrações, o bebê nasce. Até pouco tempo os pais nem mesmo participavam do momento do parto, ficavam no lado de fora esperando notícias.

Depois que o bebê nasce, a mãe continua nutrindo-o. Seu leite tem tudo o que a criança precisa nos primeiros meses de vida. E tem as trocas de fralda, o choro, as cólicas, as noites mal dormidas. A passos lentos, os pais têm participado mais dessas etapas da vida dos seus filhos. Mas ainda falta muito.

Aquele marido ideal, o homem que você escolheu para ser o pai dos seus filhos, de repente sente que não está recebendo a atenção que merece. Sente que você está deixando de cuidar dele para cuidar das crianças. Se esquece que paternidade é dividir os cuidados com os filhos, não é apenas pagar as contas da casa. E quando alguma coisa sai do previsto, aí fica pior.

Mesmo aqueles pais dedicados e presentes, às vezes mudam do vinho para a água. Não são poucas as histórias de pais que abandonaram suas famílias, seus filhos, quando esses são diagnosticados com alguma deficiência mais grave. 78% dos pais de crianças com deficiências como autismo ou paralisia cerebral deixam as crianças sob os cuidados da mãe e desaparecem. Muitas vezes pagam a pensão alimentícia acordada na justiça e acham que estão fazendo mais que a obrigação. Esse abandono paterno custa muito caro.

Criar uma criança típica já não é tarefa fácil. Criar uma criança atípica é muito mais difícil, exige muito mais dedicação e tempo, são terapias, tratamentos, médicos. Com o abandono paterno a sobrecarga materna fica ainda maior. São inúmeros os casos de mães atípicas com depressão, e têm sido recorrentes os casos de suicídio de mães solo. É pesado, a cobrança em cima das mães é enorme.

A sociedade precisa mudar para fechar essa conta. Precisamos parar de passar a mão na cabeça dos pais de mídias sociais, aqueles que veem os filhos eventualmente para fazer foto fofinha e postar. Não dá para aceitar homem pedindo redução de pensão alimentícia porque vai ter outro filho com outra mulher. Não existe ex-filho, filho é para sempre. Mesmo quando não foi planejado. Filho a gente ama e cuida, apesar de tudo.

Como mulheres, mães, nós temos nas mãos a oportunidade

de criar homens melhores. Criar filhos que se transformem em homens adultos maduros, que vejam suas esposas e seus filhos como pessoas, e não como objetos que podem ser descartados se apresentarem "defeito". Ser bem-sucedido não é ganhar dinheiro e ter muitos bens, chegar ao topo profissionalmente. Sucesso é saber ser humano, saber dar amor, saber dividir as responsabilidades. Desçam desse paraíso e sejam bem-vindos ao mundo real. A vida não é perfeita, e a perfeição de viver é justamente ter a chance de aprender com as dificuldades.

CAPÍTULO 15

CÂNCER DE MAMA

70% das mulheres diagnosticadas com câncer de mama no Brasil são abandonadas pelos maridos. Porque eles não conseguem lidar com a esposa precisando de mais cuidados que eles. Porque não conseguem lidar com uma mulher perdendo o cabelo, mesmo sabendo que não é uma situação definitiva e que o cabelo vai voltar a nascer. Porque não consegue lidar com uma mulher sem mamas, mesmo sabendo que a reconstrução faz parte do tratamento.

O diagnóstico

Dizem que ninguém está preparado para um diagnóstico de câncer. Eu estava. Um ano antes tinha começado a praticar yoga e meditação. Aprendi a controlar a ansiedade. Aprendi a ter paciência e saber esperar. Eu não tinha ideia de como aquelas práticas que ajudaram a me conectar com meu interior me ajudariam a seguir o tratamento com tanta tranquilidade.

Naquela segunda-feira, 25 de março de 2019, deixei o Felipe no colégio e voltei para casa. Entrei na internet para pegar o resultado do exame que havia feito dias antes.

Abri o resultado: carcinoma invasivo com características lobulares.

Por alguns segundos era como se eu estivesse lendo meu atestado de óbito. Tremi e chorei por cinco minutos. Deitei-me na cama e meditei. Respirei fundo e entendi: estou viva!

Meu sexto sentido já me dizia que o resultado seria aquele, mas quando a intuição se concretiza naquele resultado é assustador.

Existe um tumor no meu corpo e eu quero arrancá-lo agora, com minhas próprias mãos. Como vou conseguir esperar? Me imaginei pegando uma faca e abrindo o peito, tirando aquilo de lá com as mãos. Não era possível fazer isso, então mentalizei a bolinha lá, segura, inerte, fraca. Ela não cresceria e não passaria para nenhuma outra parte do meu corpo.

Enviei o resultado do exame para o Alexandre, ele não entendeu, tive que explicar que carcinoma é câncer.

Bati na porta da Irene, minha vizinha e contei pra ela, entrei, sentei, conversamos, ela foi olhar com amigas que fizeram tratamento, pedir indicação de médico.

O resultado poderia ter me paralisado, mas não. Mandei o exame para amigas e uma hora depois uma amiga da Tetê já tinha conseguido uma consulta de encaixe com o Dr. Fernando Maluf, oncologista, e eu já estava entrando no táxi a caminho do Einstein.

No fim do dia eu estava em casa com vários pedidos de exame em mãos. Era hora de descobrir mais sobre aquele carcinoma para definir qual seria o tratamento mais adequado para mim.

É estranho, você se sente perfeitamente bem, não tem nenhum sintoma. Não se sente doente, mas existe algo no seu corpo que não te pertence, que pode te matar. Isso gera angústia e ansiedade. É só o primeiro dia e você sabe que vai ter que esperar. Relaxa, medita, toma um banho quente. Se acalma. Vai ficar tudo bem.

Exames

Ultrassom de mamas e mamografia são dois exames que eu já havia feito. Eu devia ter quarenta anos o ultrassom mostrou um carocinho mínimo que nem chegou a aparecer na mamografia. Por isso é importante fazer os dois exames!

Na época minha médica disse que era para acompanhar, era muito pequeno para fazer biópsia.

Com a mudança para São Paulo, acabei não fazendo os exames de rotina. No meio de 2018, no auto-exame, notei um nódulo do tamanho de uma azeitona na mama esquerda.

Fiz ultrassom e mamografia novamente. Resultado: BI Rads 4 que significava que as alterações deveriam ser melhor investigadas. Precisei fazer a biópsia, Core Biopsy. Retirada de fragmentos de tecido, com uma agulha de calibre um pouco mais grosso acoplada a uma pistola especial.

Dizem que esse exame é bastante dolorido. Eu achei o procedimento bem tranquilo. Tem anestesia local e depois a gente fica um tempo com um gelinho no local. E sai toda enrolada em faixas. Já no esquema para fantasia de múmia no Dia das Bruxas!

Uma dica para quem tiver que fazer Core Biopsy é ficar calma, a calma evita a dor. Ter um top de ginástica firme, se tiver uma espuma, melhor ainda. Evita que apareçam hematomas na mama depois do exame e protege o local da biópsia.

Cintilografia óssea

A tarde seguinte passei agendando exames, eram muitos. O primeiro que fiz foi uma cintilografia óssea. Injetam um líquido radioativo na sua veia. Você espera por três horas para que ele se espalhe e depois faz o exame.

Trinta minutos deitada numa máquina com a sensação de estar sendo esmagada. Fechei os olhos para não sentir. Meditei. Nem vi o tempo passar.

Coagulograma

Caramba! Que agulha é essa que mais parece um canudo? Doeu pra diabo!

Tomografia computadorizada

É uma técnica de diagnóstico por imagens, o exame mais usado para visualizar as regiões do tórax e abdome para diagnosticar a disseminação do câncer de mama para outros órgãos.

Um dos motivos de ter procurado um oncologista, assim que saiu o resultado confirmando o carcinoma da mama, foi a preocupação com metástases. Muita gente vai direto para o mastologista, muitas vezes até faz cirurgia e só depois procura o oncologista. Eu fiz o contrário. Primeiro queria saber se tinha mais alguma coisa no meu corpo para tratar tudo de uma vez só. Lembrando que, quanto mais cedo a gente tem o diagnóstico, maiores são as chances de cura.

O resultado da minha tomografia foi lindo! Nada em nenhum órgão. Pensa na alegria e no alívio a cada resultado negativo!

Ressonância magnética

Todo mundo me dizia que esse exame era horrível. Que dava claustrofobia, que a máquina fazia um barulho assustador. Não sou de me influenciar por esses comentários. Estava na sala de espera e uma senhora com traços orientais, que conseguia estar mais relaxada que eu dava conselhos para uma outra paciente que estava nervosa: feche os olhos e imagine uma paisagem bem bonita. Ela disse que sempre fazia assim, que sem abrir os olhos era mais fácil ficar lá dentro sem se mover.

Entrei, fechei meus olhos e comecei a meditar, fiz isso em todos os exames mais demorados. Mas a máquina é mesmo muito barulhenta. De olhos fechados aquele barulho foi se transformando na música "The Rockafeller Skank" do Fatboy Slim. Não sei te dizer que experiência foi aquela, mas eu posso jurar que eu estive em uma rave durante o exame! Sensação que eu dancei como não fazia há muito tempo, apesar de ter passado esse tempo deitada e imóvel dentro de uma máquina.

Saber esperar

Nem sempre a gente volta com o que foi buscar. Receber ou dar a notícia de que se está com um tumor gera sentimentos diferentes nas pessoas, pois cada um tem suas memórias. Algumas de dor, sofrimento e perda.

Às vezes a gente conta querendo receber energia boa, confiança e recebe medo, apreensão. Ninguém está preparado para receber essa notícia.

É bom conversar sobre medos e receios. E principalmente, conversar com pessoas que passaram pela mesma situação. Conhecer pessoas que ficaram curadas, que já passaram por tudo e estão bem, que estão em tratamento e a vida segue.

Manter a calma, a serenidade, durante a fase de diagnóstico e todos aqueles exames antes de definir qual seria o tratamento foi fundamental para que eu buscasse médicos, tratamentos e caminhos.

Enquanto os resultados dos exames não saíam aprendi uma coisa: às vezes os outros passam ansiedade pra gente, então é melhor não contar o que fez até que tenha o resultado em mãos. Ninguém faz por mal, mas receber mensagens perguntando se um resultado saiu me passava preocupações que eu não queria ter.

Enquanto esperava, passei o fim de semana na praia, fiz happy hour, saí com amigas. Saber esperar é fundamental. "Entrego, confio, aceito e agradeço". Em todos os momentos eu ouvi os médicos, ouvi amigos, mas a voz que sempre falou mais alto foi a minha voz interior, aquele feeling que nos indica o que fazer.

Amizade

Não me senti sozinha durante o tratamento, embora distante da maioria das minhas amigas, eu em São Paulo e elas em Belo Horizonte, elas sempre se fizeram presentes. Érika e Marcela, que são médicas, sempre acompanharam os resultados dos meus exames, me tranquilizando a cada resultando, contando que não tinha nada, que estava tudo normal.

Érika ainda passava tudo para o marido oncologista e ele ia falando sobre o tratamento e concordando com as decisões tomadas pela equipe médica que me atendia em São Paulo.

Paula havia passado por um tratamento similar ao meu, isso me tranquilizou muito. Trocamos muitas figurinhas ao longo do meu tratamento, ela me preparou para a etapa seguinte com muita tranquilidade.

Sem contar com outras pessoas que também tiveram câncer e sempre fizeram questão de conversar comigo e me tranquilizar como a Rachel, a Verônica. Foi fundamental ter essas mulheres que passaram pelo processo e estavam curadas. Talvez eu não tivesse levado tudo tão bem se não fosse por elas me apoiando.

Palpiteiros de plantão

Assim como quando temos filhos aparece um monte de gente para te dizer como criá-los, educá-los, quando fui diagnosticada também apareceu um monte de médico sem CRM para me orientar sobre o tratamento.

Procurei os melhores médicos, fiz todos os exames solicitados, sabia que está no caminho certo, que estava fazendo tudo que devia ser feito, mas as pessoas achavam que, se eu não estava abatida como alguém em seu leito de morte deveria estar, tinha alguma coisa errada!

Segui sendo prática e focada, mas confundiam isso com frieza. Se eu estivesse triste, estaria fazendo drama, me vitimizando. Nunca está bom.

Sempre vai ter alguém para te lembrar que você está com câncer! Mesmo quando o assunto é o novo pó dental que você decidiu testar porque quer reduzir o consumo de embalagens plástica e o pó vem num vidrinho. Ou quando descobrem que você usa xampu sólido porque não vem em embalagem plástica, mas acham que é porque você atribui seu câncer a alguma química dos xampus convencionais.

E sempre vai ter alguém para te contar uma história trágica de alguém que teve metástase, ou que não fez a mastectomia bilateral e depois teve que lidar com a recidiva da doença. E que passou mal demais durante a quimioterapia.

Não adianta tentar explicar, nem mostrar dados científicos. Nessas horas vale abstrair e fingir demência, ou mandar praquele lugar mentalmente. O importante é não deixar a raiva tomar conta.

Outro problema de contar para as pessoas sobre o seu diagnóstico é que seu dia tem vinte e quatro horas e você continua tendo um monte de coisas para fazer sem se lembrar o tempo todo que essas células bizarras estão dentro de você.

Você está bem, sem nenhuma dor, nenhum sintoma. Não tem uma vozinha vindo lá de dentro dizendo: eu estou aqui e vou te matar!

E o palpiteiro fofo que sempre acha que o melhor consolo é dizer:

"O bom é que você vai poder turbinar seus melões!"

Mastectomia radical ou quadrantectomia?

Diante da possibilidade de estar com câncer de mama, antes de ter o resultado em mãos, você pensa em mastectomia, pensa em quimioterapia, pensa como vai ser quando o cabelo cair.

Depois que você recebe o diagnostico vê que não é bem assim. Todos os médicos te dizem a mesma coisa: cada caso é um caso. Existem vários tipos de câncer e o tratamento não é sempre o mesmo.

Minha primeira consulta foi no Einstein com o oncologista Dr. Fernando Maluf. Ele explicou várias coisas e me pediu vários exames e disse, olhando nos meus olhos: você vai ficar curada. Todo médico deveria falar isso para o paciente. Acreditar na cura dá ânimo para fazer o tratamento.

Os resultados de todos aqueles exames levaram à conclusão que não era necessário fazer mastectomia. Eu não tinha metástase, o tumor era pequeno e pouco agressivo. Isso inclui o teste genético BRCA 1 e BRCA2. Se houvesse mutação eu tiraria as duas mamas e os ovários.

Equipe médica

Fui encaminhada para um mastologista que, naquela primeira consulta, já agendou a cirurgia. E agendou para o dia sete de maio. O aniversário do Felipe é no dia seis de maio. Eu operaria no dia seguinte, mas os planos mudaram quando recebi um e-mail com o orçamento dele. O valor estava completamente fora da minha realidade. Preferi cancelar e buscar médicos que atendessem e operassem pelo meu seguro saúde.

Pensa em uma decisão acertada? Procurei uma oncologista que atendia naquele mesmo hospital, na mesma equipe, mas que aceitava o meu convênio. Busquei uma mulher porque achei que sendo mulher e mãe ela teria mais empatia e as conversas seriam mais acolhedoras. E essa oncologista me indicou uma mastologista, as duas são mães.

Nessas horas a gente precisar ser racional. O tratamento é longo, são muitas consultas, muitos exames e procedimentos. Não dava para bancar consultas particulares. Cheguei a pegar indicação de médicos do SUS, tratamento de câncer pelo SUS funciona. Mas seria mais demorado, como eu tenho convênio pude escolher. Privilégio de poucos.

Cirurgia

Fui operada para retirada do carcinoma da mama no dia dez de junho no BP Mirante em São Paulo. Marido acompanhando, nervoso. Eu estava tranquila.

Antes da cirurgia desci para fazer a marcação do Linfonodo sentinela, na espera, já de camisola e enrolada num cobertor eu conversava com outras mulheres. Uma que estava fazendo exames para operar, não tinha câncer, mas tinha muitos casos na família e o BRCA deu mais de 90% de alteração e ela teria que fazer a cirurgia preventiva.

Outra que já tinha operado a tireoide.

E uma senhora sensacional chamada Izabel. Cabelos brancos poderosos, curtos, com uma mecha preta na frente. Unhas longas e pintadas de vermelho, rosto maquiado. Ela ia fazer mais uma cirurgia para retirada de câncer, se não me engano, a sétima. Contou que a primeira foi em 2008, tirou um tumor do tamanho de um melão que levou também parte do estômago, intestino e algum outro órgão. E ela resumiu tudo: "Eu não estou nem aí para esses cânceres! Eles aparecem, eu venho aqui e tiro!"

Achei tão maravilhosa que se eu estivesse com o celular na hora tinha pedido para filmar.

Foi nessa vibração positiva que eu fui para a sala de cirurgia.

Correu tudo bem, voltei para o quarto sem dor, comi depois de quase 24 horas em jejum.

Minha mãe ficou com o Felipe, ela estava tão desorientada no dia de cirurgia que a única coisa que ela tinha que fazer naquele dia era dar almoço para ele, deixar na escola e depois buscar. Ela perdeu a hora, quando viu ele tinha que estar saindo para a aula, mas não tinha almoçado ainda. Ele mesmo falou que era melhor ir sem almoço, que ele tinha dinheiro e comeria na escola no intervalo. Achei melhor que ele fosse para a escola para se distrair com os colegas.

Minha mãe ficou tão preocupada por ele ter ido sem almoço que chegou na escola para buscá-lo uma hora antes do horário, e não levou o celular. Eu ligando para ela para saber se estava tudo bem e ela sem telefone. Imagina voltar da anestesia, toda costurada e não saber da sua mãe e do seu filho?

Alexandre me largou no hospital para ir buscar o Felipe porque não sabíamos onde ela estava. No fim deu tudo certo, mas eu quase tive um colapso. Depois ri da situação. A gente achando que minha mãe podia ter sofrido um sequestro relâmpago e ela na escola preocupada com o neto que podia morrer de fome, como se ele nunca tivesse ido para a escola sem comer.

Dormi no hospital, no dia seguinte tive alta e pude voltar para casa.

Influenza A

E no pós-cirúrgico tinha uma influenza A. Ainda com pontos da cirurgia e sem poder fazer esforço com o braço esquerdo, mas sem o dreno, tive que cuidar do Felipe que ficou febril e se sentindo mal.

Vários colegas de turma dele estavam com Influenza A. Fizemos o teste para confirmar o diagnóstico, era H1N1. O médico receitou Tamiflu, mas nem cheguei a comprar porque ele já estava tão bem que fomos a pé para o hospital.

Pela proximidade, acabei pegando. Foi muito, mas muito pior que a cirurgia. Não senti na área que foi cortada, estava tudo bem, mas o mal estar dessa gripe é algo que derruba. E pegamos uma leve, havíamos tomado a vacina, mas não tinha muito tempo, acabei adiando por causa da cirurgia, acho que não tinha dado tempo de o corpo reagir. Foram dois dias de cama, mas passou sem precisar de remédio além do paracetamol.

Minha mãe não teve nada, ela tinha tomado a vacina logo no início da campanha.

Dez anos depois da pandemia de H1N1, estávamos nós experimentando o gostinho da influenza A.

Finitude e fé

Quando eu descobri o meu câncer, não teve como não pensar na Michelle, aquela amiga que perdi em 2016. Felipe também associou o meu diagnóstico ao dela. Ele perguntou se eu ia morrer, afinal, a Micho teve câncer e morreu.

Mães são seres mortais, eu não podia dizer que não ia morrer. Respondi que o câncer dela era diferente do meu, que o estômago é muito mais importante que a mama, que ela fez tudo que podia, mas que quando chega a hora, não tem jeito mesmo.

As mamas servem para amamentar os filhos, a função já havia sido cumprida maravilhosamente com ele e eu não terei mais filhos. A única coisa que eu podia prometer era que eu ia fazer tudo que fosse recomendado pelos médicos. Também contei que o médico disse que eu tinha 80% de chance de cura e perguntei se ele achava que a gente devia se segurar nesses 80% ou deveria pensar nos outros 20. Ele concluiu que 80 é um número muito bom e que nos prenderíamos a ele.

Uma coisa que eu aprendi com a vida foi a nunca mentir nem esconder nada do meu pequeno. Crianças merecem saber a verdade, mesmo que a verdade seja que mães não vivem para sempre. A gente conta de um jeito que a criança consiga entender, de acordo com a faixa estaria. Mas conta.

Para deixá-lo mais seguro, levei-o à consulta pré-operatória, minha mastologista também é mãe, assim ele participou da consulta, ouviu toda a conversa com a médica. Em casa até contou para minha mãe que eu estava com medo da anestesia geral e que tinha muito mais medo de embolia. Eu nunca tinha feito nenhuma cirurgia.

De repente, a gente olha para trás e vê quando coisa já passou. Foi difícil, mas deu tudo certo.

Essa proximidade com minha própria finitude foi uma experiência enriquecedora. Quando olho para trás me sinto tranquila. Sentindo mais necessidade de manter a paz interior.

Minha amiga Michelle dizia que "A vida te obriga a seguir em frente, você escolhe se vai sorrindo ou resmungando."

Tratamento

Um mês após a cirurgia para a retirada do tumor eu ainda não havia começado o tratamento. Mas já havia passado pelo radiologista, Paulo Lázaro e pela oncologista Melissa Andrade Meirelles para definir como seria e quando começar. O corpo precisa de tempo para a cicatrização.

Como Felipe estava de férias, e a radioterapia tinha que ser feita todos os dias, conversei com o radiologista e definimos que iríamos começar só em agosto de 2019. Sim, poderíamos começar 45 dias depois da cirurgia sem problemas!

Depois da radioterapia eu iniciaria o uso do Tamoxifeno. Como o câncer que eu tive era receptor hormonal, é necessário bloquear a produção de progesterona e estrogênio para evitar recidiva. O objetivo do tratamento hormonal é impedir que os estrógenos se liguem a seus receptores para atuar como fator de crescimento das células mamárias malignas.

Uma equipe multidisciplinar avaliou meu caso para definir se também seria necessário fazer quimioterapia, sugeriram que eu fizesse um exame chamado Oncotype para ter certeza de que não era necessário.

É muita coisa, por isso, vivi um dia de cada vez. O que eu posso fazer hoje. O que eu preciso resolver hoje. Amanhã é outro dia.

Radioterapia

Terminei a radioterapia no dia 23 de agosto de 2019. Na primeira semana o mamilo já doía muito. Na segunda semana ficou um pouco melhor. Imagine-se tomando sol sem proteção durante 20 dias seguidos. Pois é, queimadura!

Todos os meus poros ficaram pretos na segunda semana. O mamilo escureceu. No final chegou a sangrar. A pele toda ficou queimada, escureceu e descascou. O mamilo ficou em carne viva. Apesar de todos os cuidados. Tive que usar um corticoide, hidratantes, fazer compressas.

A vida seguiu e os compromissos também. Tinha que

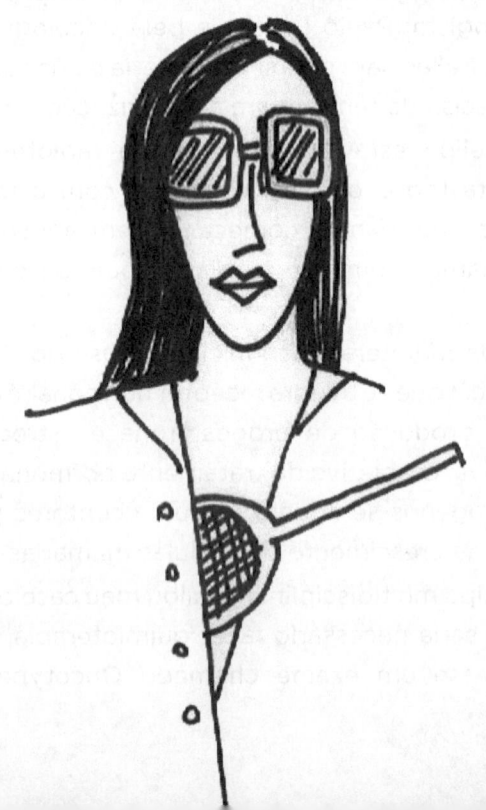

levar filho ao inglês de manhã, deixar na escola à tarde... Teve dia que não consegui dormir por causa da dor. Então pensei no que usar para evitar que a roupa encostasse no peito. Lembrei dos truques da amamentação. Mas não dá para comparar a situação da mama com a de quem está amamentando, eu amamentei durante um ano! Podia usar um daqueles sutiãs em cone da Madonna, mas não ia ventilar. Inovei. Usei uma peneira no lugar do sutiã por umas 36 horas, ela evitava que a roupa tocasse a pele da mama e o mamilo, mantendo a área ventilada.

A recuperação da radioterapia foi punk. Meu radiologista já tinha avisado que os dez dias depois do término seriam difíceis, que ia piorar para depois melhorar.

Minha rádio foi bem forte porque sou jovem. No meu caso a radioterapia foi parte do tratamento porque não fiz mastectomia. O objetivo era prevenir uma recidiva do câncer tratando células cancerígenas remanescentes. Ou seja, para ter certeza que não ia sobrar nadinha para contar a história.

Eu tive todos os efeitos colaterais. Minha pele descascou. Eu senti bastante fadiga. Passou, mas nada será como antes.

Para quem vai passar por isso, coragem e tranquilidade. Siga as recomendações médicas. Mantenha a pele hidratada. Beba muita água. Procure encaixar as sessões de radioterapia à sua rotina. Para mim as idas ao hospital foram momentos prazerosos, considerei um passeio diário e não sessões de tortura.

Tamoxifeno

No mês seguinte comecei a tomar o Tamoxifeno. O Tamoxifeno é um Modulador Seletivo do Receptor de Estrógeno. É usado para tratamento de câncer de mama receptor hormonal positivo reduzindo os riscos de uma recidiva.

Entre os efeitos colaterais que eu tive estão os sintomas da menopausa, que incluem ondas de calor e sudorese noturna.

As mulheres na pré-menopausa que tomam tamoxifeno podem sofrer alterações menstruais. Eu não menstruei desde a cirurgia, 10 de junho. Tive um sangramento quando comecei a tomar o remédio, e só.

Tive muita enxaqueca, de não conseguir sair da cama até voltar a tomar café e descobrir que não dá para viver com tamoxifeno sem uma boa dose diária de cafeína.

Também tive náusea, fadiga intensa e o pior de todos, depressão.

E comecei a fazer uso bem no setembro amarelo. Com uma depressão forte. Desanimo. Dificuldade para me levantar da cama de manhã. Angústia. Aquela dor que não passa que só quem já teve depressão sabe como é. E irritabilidade.

Depressão e câncer

Quem tem ou já teve depressão sabe como é difícil lidar com a doença, em 2016 fui diagnosticada, medicada e melhorei, tive alta. Quando recebi meu diagnóstico de câncer, no início de 2019, comentei com amigas que era bem mais fácil lidar com ele do que lidar com a depressão.

Todo mundo entende que câncer é uma doença. Com depressão é diferente, nem eu mesma conseguia acreditar que aquilo melhoraria com medicamentos. Mas procurei ajuda e sim, melhorou. Ela voltou em novembro de 2019, e eu voltei ao tratamento.

O câncer é uma coisa que está em você, e que pode te matar. Mas você se sente vivo.

Eu me sinto morta apesar de estar viva quando tenho crises de depressão. Não é o dia todo, não é todo dia. Mas é tudo arrastado. Tudo sem cor. Sem vontade. Sinto frio. Um frio de dentro para fora. Não é um frio do ambiente. É meu.

Eu perdia o sono à noite e tinha dificuldade para respirar. Ansiedade. Medo. Em muitos momentos eu queria não estar viva. Ao mesmo tempo eu acreditava que aquela sensação iria comigo se eu morresse. Talvez por isso eu tenha entendido que precisava resolver aquilo ali, naquele momento.

Ninguém entende o que é ter depressão. Ou como a pessoa é capaz de sorrir e fazer piada quando está com depressão. No começo eu ficava muito irritada. Surge uma agressividade, isso também é sintoma. Nem sempre o sintoma é apatia ou tristeza.

Me dizem para ser forte. Uso todas as minhas forças para respirar.

Me dizem para me segurar em Deus, como se fé bastasse. Ou como se a culpa fosse de uma suposta falta de Deus no coração.

Respirar dói.

Meu corpo treme.

As lágrimas descem. Quero me afogar nelas.

Não sei por que choro. Não tenho motivos.

Parece que meu corpo pesa toneladas. Me arrasto. Faço tudo que tenho que fazer, mas o esforço para isso é gigantesco.

Eu estou quebrada. Me desmanchei em mil caquinhos.

Existe alguma cola que junte tudo de novo?

Comecei a fazer terapia, voltei ao meu psiquiatra, voltei a tomar o medicamento. Voltei à vida. Fiquei leve. Alegre. Demorou umas semanas entre o início do tratamento e os efeitos aparecerem, é preciso ter paciência. Mas passa.

Recuperei a alegria de viver com um comprimido diário. Algumas sessões de terapia. Meditação diária e a prática do Ho'oponopono (prática havaiana antiga, com vista à reconciliação e ao perdão que a minha psicóloga, Fernanda

Junqueira, tem ensinado para muitas mães). Sinto o ar enchendo meus pulmões sem me sufocar. Sinto a vida.

Se você está com sintomas de depressão, saiba que muitas pessoas se sentem assim, você não está sozinha! Existem medicamentos. Essa dor passa. A alegria volta.

Se você não sabe o que é se sentir assim, agradeça. Mas não julgue quem sente. A depressão nos fecha em um universo de falta de esperança e de dor. Nosso corpo falha na produção de substâncias no sistema nervoso gerando essa falta de alegria, de prazer, de energia. Isso não significa que a pessoa deprimida é fraca ou não tem Deus no coração. Se você conhece alguém com esses sintomas, seja gentil, escute, ajude a encontrar um profissional competente para que ela se trate.

Quando você tem câncer você vai ao médico, quando você tem depressão você deve fazer a mesma coisa. Encontre um psiquiatra, ele vai te indicar a melhor medicação para o seu caso. Depressão é doença. Para doença existe tratamento.

Depressão tem cura!

Nem parece que teve câncer!

"Teve câncer? Mas e o cabelo?"

Nem todo paciente oncológico perde cabelo. Nem todo paciente oncológico precisa fazer quimioterapia. Nem todo mundo que faz quimioterapia perde cabelo.

Perder cabelo gera uma comoção maior do que passar pelo tratamento mantendo a juba. Especialmente em mulheres, afinal, toda a nossa feminilidade está concentrada nos cabelos. Perder cabelo rotula: pessoa com câncer.

Estou mais sensível por causa do Tamoxifeno. Estou sofrendo com os efeitos colaterais desse medicamento, talvez por isso esteja mais difícil lidar com os julgamentos por eu não ter perdido cabelo.

Por eu estar com cabelo comprido (sempre preferi curto).

Por eu não ser "a cara do "Outubro Rosa".

Porque "a cara do Outubro Rosa" é uma mulher que recuperou a auto-estima depois de perdê-la durante o tratamento.

Eu estou aqui com a auto-estima inabalada. Não precisei resgatar nada. Nem cicatriz, nem dreno, nem queimadura de radioterapia, nada abalou minha relação com o espelho. Nem a entrada precoce na menopausa. Meu cabelo longo me protege de tudo. Será que é só isso?

Na saúde e na doença

Faz parte do pacote envelhecer juntos, aproveitando as mudanças. Não enfrentei o câncer e o tratamento sozinha, ninguém é uma ilha. Sempre tive família, amigos, Felipe e Alexandre ao meu lado.

Uma mulher de 44 anos não tem mais o corpinho de 20, fiz uma cirurgia para tirar um tumor e depois fiz radioterapia. Meu peito nunca mais será o mesmo.

Ouvi de dezenas de mulheres que eu podia turbinar, aproveitar para colocar silicone. Do Xande eu não ouvi nada sobre questões estéticas. Nem diante da possibilidade de ter que fazer quimioterapia e ficar careca. Nem sobre o que eu devo ou não devo fazer depois que isso tudo passasse. O corpo é meu e a decisão é minha.

Eu tenho certeza de que ele não precisa fazer nenhum esforço para amar quem eu sou. E a recíproca é verdadeira.

Até outro dia eu não tinha nem pensado nisso. Até que comecei a conhecer mulheres que haviam sido abandonadas pelos maridos. Mulheres que estavam nesse lugar triste de esposa descartável que não me pertence. Deve ser horrível precisar se preocupar com o que o outro vai pensar sobre a aparência do seu corpo quando a prioridade deve ser a saúde. Casamentos de mais de dez, quinze anos, terminando porque o parceiro não conseguiu lidar com o tratamento.

Nossa sociedade é machista e mulheres ajudam a perpetuar essa cultura. A mulher não tem direito de envelhecer nem de adoecer.

Oncogenética

Fiz um painel genético para saber se meu câncer era hereditário, não era.

Tive uma tia avó que teve câncer de mama, e uma tia, irmã do meu pai também, com a mesma idade. Uma em cada geração, as três com 44 anos. Mas não tenho nenhum gene associado à pré-disposição para câncer. Essa coincidência ainda não tem explicação científica.

Filosofia na sala de espera

Na sala de espera aguardo a consulta de retorno com a oncologista. Naquela manhã já tinha corrido feito uma louca para chegar com o Felipe no horário na consulta com o ortodontista, e depois corri para que ele chegasse a tempo da aula de exploração espacial. E claro, chegamos atrasados em tudo. Eu tive que usar o carro, dirigir nesse trânsito insuportável de São Paulo, e passar em casa para deixar o carro e subir para ter certeza de que não tinha deixado uma chama do fogão acesa.

Peguei metrô, corri na chuva, cheguei atrasada para minha consulta. Minha vitamina B12 está baixa e as plaquetas também. O resultado da mamografia e do ultrassom saíram. Tudo bem.

Voltei para casa e estava tudo fora do lugar. Eu só queria estar plena na passarela sem nenhuma preocupação.

Cansada desse papel de guerreira que dá conta de tudo e não vale para nada.

Cansada de ver mulheres sofrendo abusos, violência doméstica, assédio moral no trabalho.

Ficamos com pena das mulheres que são obrigadas a usar burca, mas nossa situação por aqui não é muito diferente da delas. A diferença é que aqui a gente pode mostrar a bunda, mas só se ela não tiver celulite nem estria. Porque o corpo da mulher é para ser admirado com conotação sexual, e para isso ele precisa ser perfeito.

CAPÍTULO 16

A MAÇÃ

Ensandecendo no Paraíso

Ter liberdade para falar sobre sexo sem tabus é um privilégio. Fica muito mais fácil falar sobre isso em casa com os filhos quando rompemos barreiras e entendemos que sexo é natural. Entender que sexo bom não depende de ter corpo perfeito também é libertador.

Quando falamos sobre sexo acabamos com a construção da mulher de família versus a mulher da vida. Gostar de sexo e sentir prazer é um direito de todas nós. E fazer sexo porque quer fazer é bom, mas fazer sexo para sobreviver não deveria ser uma opção.

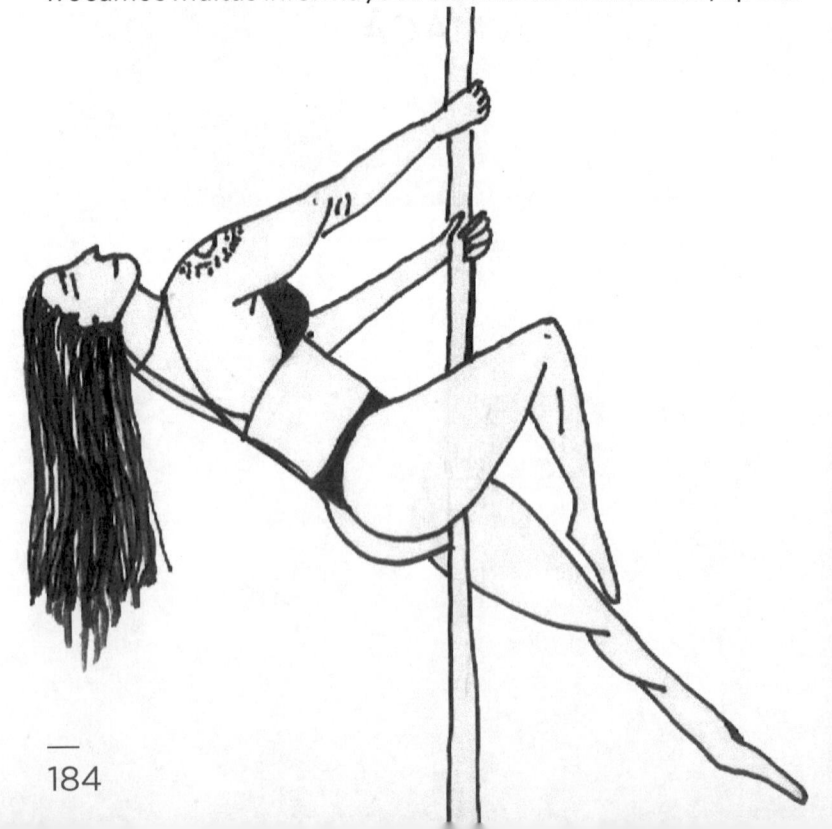

Conseguimos ter esse papo no grupo, imagina, milhares de mulheres podendo falar sobre sexo sem pudores. Quem não quer se expor pode mandar seu texto de forma anônima. Trocamos muitas informações em tom de brincadeira, apesar do assunto ser sério.

Ir a Paris (código padecente), Beijo Grego, Candelabro Italiano, Borboleta Paraguaia, óleo de coco e outros lubrificantes, orgasmos múltiplos, ejaculação feminina, pompoarismo, swing, nudes, uso recreativo da "Nhá Benta".

Ninguém precisa pagar mico no Twitter perguntando "o que é Golden Shower" quando tem liberdade para falar de sexo e fetiches. E falar não significa que precisa fazer. Entre quatro paredes cada um faz o que gosta. E melhor que conversar sobre isso no ambiente virtual é poder encontrar as amigas, beber um espumante e ouvir uma palestra sobre sexo.

Geralda Francisca

A Gê era uma mãe como todas as outras, ia aos nossos encontros, conversava, falava do filho, estava resolvendo problemas com o marido, resgatando seu casamento. Mas ela tinha um dom.

Nasceu no interior de Minas, num povoado chamado Brejo dos Mártires. Seus pais não tiveram estudo, mas ela frequentou a escola. Saiu de lá para estudar Direito. Se formou, se casou, teve um filho.

Quando fizemos o primeiro "Ensandecendo no Paraíso", um evento só para mulheres com uma palestra sobre sexo, sensualidade, em 2013, Geralda foi como participante, mas acabou roubando a cena depois da palestra. Ela foi para a salinha de acessórios eróticos e começou a contar para as participantes como funcionava cada um deles. Arrancou muitas gargalhadas e bombou nas vendas para a loja, assim, sem nenhum planejamento.

Bruna, que estava fotografando o evento foi quem me falou para ir lá ver como ela estava se saindo. Foi assim que a convidei para dar palestra num próximo "Ensandecendo".

Ela ficou um pouco insegura com o convite, mas acabou aceitando. Fez aula de oratória, preparou o material e foi sucesso. Fizemos vários outros eventos com ela, sempre sucesso com ingressos esgotados em menos de uma semana. Gê é "stand up girl" nata. Prova que mãe não vira santa depois que tem filhos. A gente só precisa se lembrar que a mulher continua lá, mesmo depois de ter filhos.

Foi ela que transformou uma ida a Paris em um código para falar sobre sexo anal. Ela brincava que só faria em Paris com vista para a Torre Eiffel. Agora a gente pensa duas vezes antes de dizer que Paris deixa qualquer um de quatro.

Gê também é consultora de imagem, faz um trabalho impecável que ajuda a resgatar a auto-estima de todas as clientes, um trabalho que parece fútil, mas é transformador.

Padecendo no closet

E foi com o objetivo de levantar a autoestima das mulheres que surgiu o Padecendo no Closet. Começou com uma brincadeira entre amigas, Silvia Torres criou um grupinho pequeno onde a proposta era postarmos foto com a roupa que estivéssemos usando naquele dia. Nossos "looks" diários.

Fui vendo como uma brincadeira nos levava ao autocuidado. A gente passava a se perceber melhor, ter mais consciência corporal. Levamos o desafio para o grupo, hoje temos um grupo com mais de mil mães participando, com sorteios de prêmios, desafios semanais e muito mais coordenado pela Fabrícia Rossi e pela Bruna Tassis que também é nossa fotógrafa oficial.

Imagina o que são mais de mil mães se olhando no espelho, se cuidando e postando suas fotos todos os dias? Mãe que se sente bem consigo mesma, fica mais feliz, e mãe feliz tem mais tranquilidade para cuidar da família.

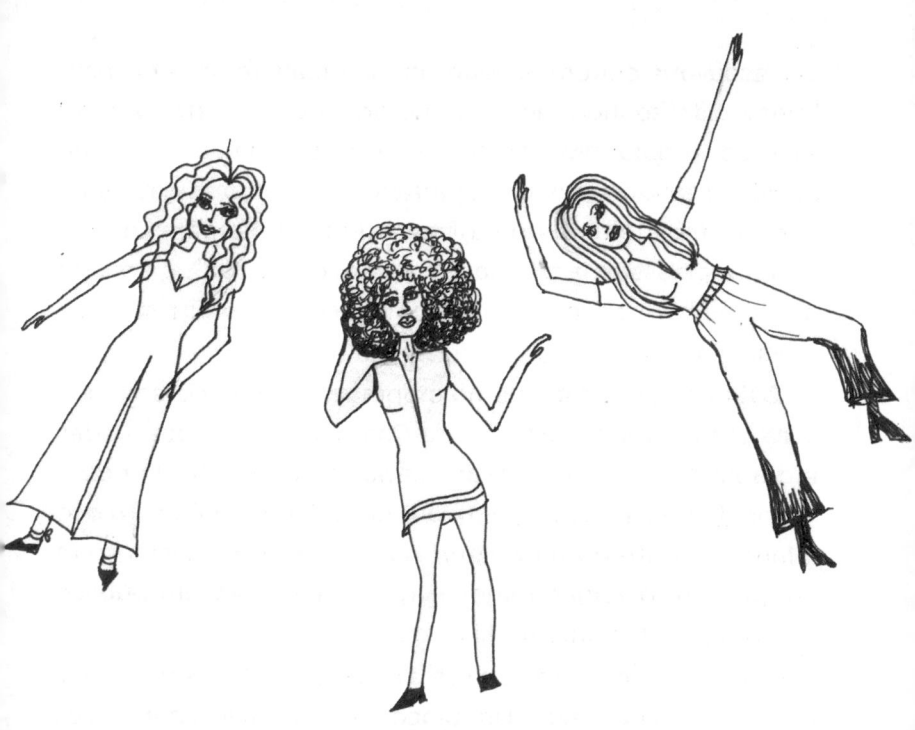

Vi transformações maravilhosas nesse período, Gabi Lessa e Letícia Greco fizeram consultoria de imagem com a Geralda e mudaram a relação que tinham com o espelho, e quando isso muda, a vida da pessoa muda. Não tem como explicar com palavras, é como ver flores desabrochando.

Padecendo no Paraíso Folia e Charanga das Padês

A música também é libertadora, outra forma de reconexão com nosso interior. Em janeiro de 2014 minha amiga Ana Andrade me mandou uma mensagem sugerindo incluir na agenda do Padecendo no Paraíso, um bloquinho de carnaval infantil. A ideia foi devolver às mulheres o direito de aproveitar e fazer carnaval levando ou não os filhos para a folia.

Carnaval é cultura, a festa popular mais famosa do país, tinha muito sentido incluir no nosso calendário de eventos. Ana conseguiu um mestre e algumas mães do grupo dispostas a fazerem oficinas para tocar no bloco em fevereiro. Sim, tivemos um mês para fazer tudo, banda para tocar e saiu até a nossa marchinha "Padecendo na Folia", com letra de Eduardo Athayde e Ana Andrade com participação de Luana Ferreira.

2014 ficou marcado como o primeiro ano do nosso bloco e da primeira apresentação da Charanga das Padês. Padês é o apelido carinhoso das mães que fazem parte do nosso grupo, Padecentes, diminutivo Padês. Fomos o único bloco infantil cadastrado na Belotur naquele ano. E, mesmo sem tempo para divulgar, fomos surpreendidas por um público de aproximadamente 4 mil pessoas.

Padecendo no Paraíso é um bloco para todas as gerações, pais, mães, filhos, avós. Um bloco feito por mães, para mães mostrando que ter filhos não é empecilho para ter atividades prazerosas como tocar um instrumento, e que tem espaço para a maternidade na folia. A música acolhe.

CAPÍTULO 17

REDE DE APOIO

Gamas: grupo de apoio à mulher

Em outros momentos o acolhimento precisa ser profissional. O processo de cura pode ser mais longo.

Dani Salum era formada em psicologia. Ela tinha um filho, seu marido teve uma embolia, ela foi demitida. Tudo ao mesmo tempo. Quando as coisas voltaram ao normal ela teve o segundo filho. Pedro nasceu com um problema de coração e precisou passar por uma cirurgia ainda bem pequeno. Ela precisou se dedicar aos filhos. Recebeu muito apoio no nosso grupo, toda mãe se solidariza quando a outra está com um filho com problemas de saúde.

Foi nessa época que ela passou a se envolver mais com as questões que surgiam no Padecendo. Começou a observar a quantidade de mães que tinham depressão, que sofriam violência doméstica e não conseguiam sair do ciclo da violência. Mulheres que não conseguiam se tratar por falta de dinheiro, de tempo, de alguém para ficar com as crianças.

Ela começou ajudando uma mãe que precisou ficar internada por causa da crise depressiva. Percebeu que poderia fazer mais, que poderia ajudar outras mulheres. Foi então que teve a ideia de criar um grupo de apoio para mães. Um grupo terapêutico.

Mulheres que apoiam mulheres. Foi com esse intuito que ela se uniu à Dani Bittar para criar o Gamas. Um Grupo de apoio a mulheres e mães que precisam de ajuda para entender e aceitar a si e as situações que a vida e maternidade proporcionam. Sem preconceitos e julgamentos. O lema é o respeito e o amor. Nossa anja Renata e a Flávia são voluntárias que ajudam nas reuniões.

Um parêntese para falar da Renata, porque ela é onipresente, daquela turma que eu conheci na adolescência, sempre discreta e amorosa, ela sempre está pronta para ajudar. Vocação para anjo.

É maravilho e gratificante ver o poder que nós temos nas mãos quando nos unimos pelo coletivo. É participando dos encontros que muitas mulheres começam a tomar consciência do que está acontecendo na sua vida.

Quando estamos dentro do problema, não conseguimos vê-lo como ele é. Não conseguimos achar soluções. O poder de falar e de ouvir, o apoio psicológico vem tirando muitas mulheres de situações de abuso. Vem ajudando mulheres a lidar com a depressão. Além de tornar a maternidade menos solitária.

Empreendedorismo materno

Outra forma de apoiar mulheres e de resgatar sua autoestima é dar a elas oportunidades de ter independência financeira.

Vamos combinar que o empreendedorismo materno é a romanização do: você está se virando depois que teve filho e não conseguiu voltar ao mercado de trabalho. Ou porque precisa de horários flexíveis, ou porque ninguém quer recontratar uma mulher com filhos.

Essa é a minha realidade e é a realidade de muitas mães. Mulheres que se reinventam depois que têm filhos. Não é fácil conciliar a carreira com a maternidade. Mais difícil ainda é sustentar uma família quando o marido a abandona e, muitas vezes, não chega a pagar a pensão alimentícia dos filhos.

Uma rede de apoio é fundamental, pois ajuda a tirá-las de situações de vulnerabilidade. É gratificante ver iniciativas que apoiam o empreendedorismo feminino. Uma dessas iniciativas é a da Márcia Machado, que faz parte do Padecendo no Paraíso, mas tem um outro grupo materno chamado Amor de Mãe e montou uma loja colaborativa com o mesmo nome.

A loja Amor de Mãe é uma realidade. A primeira loja colaborativa de mães do país. Mais que uma loja, uma causa! Com seus produtos expostos em uma loja de shopping e sem precisar se dedicar à venda todos os dias, pois elas intercalam trabalhando na loja, cada mãe tem mais tempo para produzir e para ficar com os filhos.

Cada loja colaborativa tem em média quarenta expositoras empreendedoras que se revezam no atendimento ao cliente durante a semana. Os produtos são diversificados e, mais que isso, a loja tem um propósito.

Dando poder e independência financeira para mulheres a gente contribui para a igualdade de gênero. Contribui para reduzir a violência contra a mulher. Investindo em uma mulher a gente investe na comunidade.

CAPÍTULO 18

PANDEMIA

A terra parou

Para tudo, temos uma nova pandemia! A transmissão do H1N1 não era tão rápida nem evoluía para casos tão graves quanto os casos do covid-19. Quem pôde ficou confinado em casa para tentar achatar a curva de transmissão do vírus evitando um colapso no sistema de saúde.

As pessoas tiveram tempo para pensar sobre suas prioridades. O egoísmo ficou escancarado. Quem já não tinha nenhuma assistência, quem vivia de doações de terceiros, quem sempre esteve à margem da sociedade, perdeu o pouco que recebia por causa do isolamento. A desigualdade ficou escancarada.

Todos os problemas mundiais que teimávamos em esconder debaixo do tapete à mostra.

Os passarinhos que prendíamos nas gaiolas, agora voavam no céu limpo, e olhavam para as pessoas que sobreviveram, querendo sair.

Casamento versus confinamento

Poucos dias em confinamento e as reclamações das mães já apareciam. Crianças sem aula, pais fazendo home office, escola mandando atividades que os pais têm que gerenciar e o que acontece?

As mães se dividem entre cuidar da casa, administrar os filhos, fazer homeschooling, cozinhar e ser produtiva no home office. Enquanto a maioria dos maridos se tranca em algum canto com o computador e não colabora com nada em casa.

Há exceções, mas a verdade é que, na maior parte das casas do nosso país, a carga vai para a mãe. O chamado eterno é sempre: "Mãe, mãe, mãe!"?

O resultado disso é aquela sobrecarga materna

multiplicada por dois, somada ao estresse dos boletos que continuam chegando, o medo do colapso da saúde e de uma crise financeira. Essa matemática tem tudo para fechar como na China, com o número de divórcios subindo após o término do confinamento, mostrando que proximidade demais pode ser prejudicial ao relacionamento.

O confinamento também levou ao aumento da violência doméstica. Mulheres e crianças expostas ao seu agressor dia e noite. Aumentou o feminicídio. Mas também forçou as famílias a passarem mais tempo juntas, fazendo da casa também um local de trabalho e estudo.

O pouco discutido ensino à distância teve que ser implantado sem planejamento. O home office também. E salve-se quem não tiver o privilégio de trabalhar em casa.

Empresas precisaram rever a forma de trabalho. Escolas precisaram rever a forma de ensino. A gente foi vendo que podia viver com menos. Que tinha muita coisa supérflua. Que não fazia sentido consumir tanta coisa desnecessária. Menos deslocamento. Menos trânsito. Menos poluição.

Um vírus foi mostrando para a humanidade que estamos todos conectados, não importa em que canto da Terra você está. E o que eu faço aqui reflete em algum lugar.

O mundo parou. Parou e para respirar aliviado porque a humanidade teve que dar um sossego. Teve que parar de destruir. Teve que parar de lucrar.

O mundo parou e escancarou nossos problemas sociais, nossas desigualdades. Escancarou a necessidade de rever a distribuição de renda.

A frase "um por todos e todos por um" nunca fez tanto sentido. Nesse momento o planeta respira e a humanidade se fecha em suas casas. Só assim seremos salvos. Só assim salvaremos quem precisa sair. Quem precisa cuidar dos enfermos e dos serviços essenciais. O trabalho é coletivo, não há espaço para individualismo.

A economia se recupera, lentamente, mas recupera. Vidas são irrecuperáveis.

No domingo de Páscoa Andrea Bocelli canta sozinho na Catedral de Milão. Uma voz ecoando em uma cidade vazia. Uma cidade que parou tarde demais e hoje chora seus mortos. Enquanto ele canta, imagens de outras cidades, igualmente desertas são exibidas nas telas de milhares de expectadores que estão em casa. Nova Iorque deserta, parou tarde demais. Paris; ninguém nas ruas...

Os mortos são muitos. Eles não são números. São pessoas com nome, sobrenome, família, amigos. Pessoas que não puderam nem se despedir.

Corpos nas ruas de Guayaquil.

Valas comuns sendo abertas em Nova Iorque.

No meio do caos, exemplos de liderança no controle da transmissão do coronavírus vêm das mulheres. Mostrando ao mundo o protagonismo feminino em prol da sobrevivência e manutenção da humanidade. Priorizando vidas, países governados por mulheres têm gerenciado melhor a crise.

Assim como a voz solitária de Andrea Bocelli abraça nossos corações, a empatia das líderes femininas também soa como um abraço acolhedor. Elas não estão culpando a China nem a imprensa, não estão sendo autoritárias, não estão subestimando o vírus, no entanto as medidas que estão adotando estão sendo muito eficazes, os números comprovam.

No Brasil o aviso é dado repetidas vezes: fique em casa. Fique em casa por você e pelos seus. Fique em casa por quem não pode ficar.

Fique em casa porque nenhum médico quer precisar escolher em quem vai colocar um respirador escolhendo quem vai ter a chance de viver e quem não terá pela falta do equipamento.

Enquanto o mundo silencia, se isola e espera. Espera por uma vacina, um remédio comprovadamente eficaz, a música enche nossa alma. Precisamos esperar. A economia pode esperar. Mortos não consomem, não produzem, não abraçam. É preciso entender isso agora e não quando for tarde demais.

O Brasil é o único país onde as pessoas saem às ruas protestando contra o isolamento. Gritam como se comemorassem cada vida que já foi perdida, e cada vida que, em breve, terá seu fim. Falta uma liderança que apazigue, que acolha, que busque soluções para a fome que já existia antes da pandemia, mas que agora grita.

Não é hora de egoísmo.

O vírus já rodou o planeta e continua circulando, não vai parar, mas nós precisamos fazê-lo circular mais devagar. É hora de parar.

Cada um que vai para a rua sem uma real necessidade está dizendo a todos nós: "eu não me importo com você!", "eu não me importo com os profissionais da saúde", "eu não me importo com os profissionais da limpeza urbana ou com qualquer pessoa que esteja trabalhando para manter os serviços essenciais", "eu não me importo com os idosos", "eu não me importo com quem tem alguma doença crônica". "Eu só me importo comigo mesmo."

Não adianta, a Terra mandou parar. E quando ela nos deixar voltar a sair, nada será como antes.

Dormi e sonhei que tinha acabado

Não tinha mais ninguém para caçar aquelas últimas espécies que vivem nas florestas, nas savanas, no serrado.

Não tinha mais gente para colocar fogo no mato, para cortar árvore. Para transformar floresta em pasto.

Não tinha mais gente para prender passarinho na gaiola. Para caçar baleias no oceano.

Não tinha mais gente achando que está acima do bem e do mal.

Não tinha mais gente para achar que o homem domina a natureza.

Entendemos, somos parte disso tudo, nos reconectamos e mudamos nossa forma de viver.

Como num filme de ficção, quando tudo termina, saímos de casa num dia ensolarado, respiramos ar puro. Caminhamos pelas ruas sem automóveis. Sorrimos um sorriso de alívio com uma tristeza pelas vidas que se foram. Pessoas queridas que não resistiram a todo o caos.

A vida de antes não faz mais sentido.

O mundo está diferente

Sinto que passei a vida tentando corrigir as coisas erradas que via no mundo quando era criança.

Nunca é tarde para fazer novas amizades. Nunca é tarde para voltar a estudar. Nunca é tarde para aprender algo novo. Nunca é tarde para mudar de ideia ou para aproveitar a vida. Todo dia é dia de fazer o bem sem olhar a quem.

"Construir um mundo melhor" e "fazer o bem" são expressões que usamos com frequência, mas que podem ter diversos significados. Eu gosto de pensar em criar oportunidades. Oportunidade para curar uma doença, ajudar alguém a conseguir um novo emprego, ou simplesmente ajudar outra pessoa a acreditar em si mesma. A oportunidade de descobrir o poder de um abraço silencioso.

Se não estamos satisfeitos com as coisas como elas estão, precisamos mudar nossa forma de agir. Aprenda a meditar. A parar para respirar. Sinta o ar entrando e saindo dos pulmões. Acalme seu coração. Se coloque no lugar do outro.

Não tive medo da pandemia. É como se eu tivesse passado minha vida esperando por esse momento. Tenho a sensação de que tudo será melhor. Não para mim ou para você, mas para o coletivo. Grandes dificuldades nos levam a grandes aprendizados.

Não existe paraíso, não tem maçã para morder, não tem pecado. Somos Evas, sem paraíso e sem maçã.

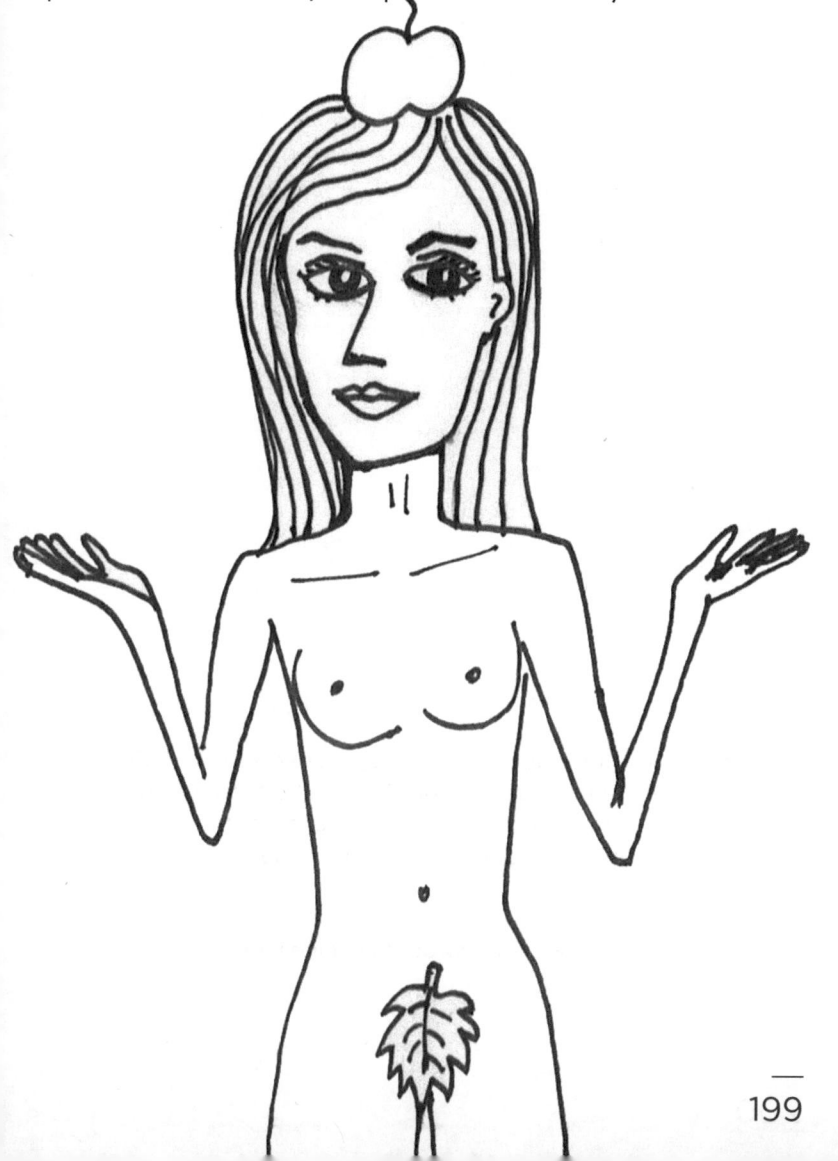

Este livro foi composto com tipologia Love Ya Like A Sister
e Gotham e impresso em papel off set oitenta gramas
no sexagésimo sexto ano da publicação de "Ciranda de
Pedra", primeiro romance de Lygia Fagundes Telles.

São Paulo, maio de dois mil e vinte.